*praxis ergotherapie*

Mathias Wais

# Neuropsychologische Diagnostik für Ergotherapeuten



verlag modernes lernen - Dortmund

Printed in W.-Germany 1990

Bestell-Nr. 1016 ISBN 3-8080-0203-4

# Inhaltsverzeichnis

Seite

| | | |
|---|---|---|
| | **Einleitung** | 7 |
| 1 | Experimentierende Diagnostik | 9 |
| 2 | Das diagnostische Gespräch | 16 |
| 3 | Die Untersuchung der Händigkeit | 19 |
| 4 | Diagnostik der Wahrnehmung | 23 |
| 5 | Diagnostik des Sequenzierungsprozesses | 35 |
| 6 | Diagnostik des Raumrekonstruktionsprozesses | 49 |
| 7 | Diagnostik des Verständnisses für technisch-mechanische Abläufe | 100 |
| 8 | Diagnostik des daily life management | 106 |
| 9 | Zur Diagnostik des Situationsverständnisses | 109 |
| 10 | Zur Diagnostik der Allgemeinen Hirnleistungsschwäche | 112 |
| 11 | Diagnostik der Gedächtnisstörungen | 116 |
| | **Literaturverzeichnis** | 120 |

# Einleitung

Diese Schrift soll eine praktische Anleitung sein zur Durchführung neuropsychologischer Untersuchungen durch Ergotherapeuten. Sie setzt gute Kenntnisse in der Neuropsychologie voraus und knüpft an das Buch des Verfassers „Neuropsychologie für Ergotherapeuten" (1987) unmittelbar an. Die hier dargelegte Art neuropsychologischer Diagnostik ist etwas ganz anderes als psychodiagnostische Tests, wie sie von Psychologen üblicherweise durchgeführt werden. Diese Tests führen zu quantifizierten Aussagen über das Leistungsverhalten des Patienten. Z. B. zur Befunderhebung und in Gutachtenfragen kann das notwendig sein. Dagegen läßt sich aus den psychodiagnostischen Testverfahren für die Behandlung der kognitiven Störungen nach Hirnschädigung nichts ableiten. Es scheint mir deshalb eine Notwendigkeit zu bestehen, eine **therapierelevante Diagnostik** zu entwickeln. Dazu möchte diese Schrift ein Beitrag sein.

Die einzelnen hier dargestellten diagnostischen Aufgaben stammen z. T. aus „klinischen Prüfungen", wie sie z. B. von Neurologen durchgeführt werden – Anregungen dieser Art findet man für den Bereich der Raumanalysestörung bei GLONING (1965) –, teilweise hat sie der Verfasser selbst entwickelt und erprobt, und teilweise gehen sie auf psychologische Tests zurück, werden dann aber anders verwendet und ausgewertet als in den Tests.

Wesentliche Anregungen sind auch dem Werk von LURIA (1970) zu entnehmen, dem russischen Neuropsychologen. Der „TÜLUC", eine Sammlung diagnostischer Aufgaben zur Untersuchung von kognitiven Hirnschädigungsfolgen, geht auf ihn zurück (Tübinger Luria Christensen Neuropsychologische Untersuchungsreihe; HAMSTER et al.).

Die hier vorgelegte Aufgabenzusammenstellung bezieht sich auf das neuropsychologische Funktionsmodell, das der Verfasser in dem oben genannten Buch entwickelt hat. – Sie setzt auch voraus, daß es bereits bekannt ist, daß der zu untersuchende Patient hirngeschädigt ist. Sie ist also untauglich für die Beantwortung der Frage, **ob** ein Patient hirngeschädigt ist. Hierin liegt ein weiterer Unterschied zu herkömmlichen psychodiagnostischen Testverfahren: Sie können durchaus etwas beitragen zu der Frage, ob jemand eine Hirnverletzung erlitten hat oder nicht. – Es hängt damit zusammen, daß die hier vorgelegte Zusammenstellung diagnostischer Aufgaben ganz ungeeignet ist, einen diagnostischen Beitrag zu leisten zur Frage der frühkindlichen Hirnschädigung (Minimale Cerebrale Dysfunktion). – Ferner kann sie bei hirnverletzten Kleinkindern nicht angewendet werden.

Sie soll also ihre Gültigkeit haben für ältere Kinder (ab Schulalter), Jugendliche und Erwachsene, die nach einer gesunden Gehirnentwicklung eine Hirnschädigung erlitten haben durch Unfall, Tumor, Gefäßerkrankung, Enzephalitis o. ä. Sie kann schon in der akuten Situation – z. B. im Durchgangssyndrom – eingesetzt werden, hat aber in der Rehabilitationsphase ihr Hauptanwendungsgebiet.

# 1. Experimentierende Diagnostik

Zweck der neuropsychologischen Diagnostik durch Ergotherapeuten ist es, Symptome so zu verstehen, daß man sie behandeln kann.

Damit ist zunächst einmal gesagt, daß die bloße Auflistung von verschiedenen Symptomen – Patient „hat" eine Ankleideapraxie, Gedächtnisstörungen und Körperschemastörungen – keine Diagnostik ist. Eine solche Auflistung von Lebens- und Leistungsbereichen, die durch die kognitiven Folgen der Hirnschädigungen gestört sind, ist ein **Befund.** Dieser ist natürlich berechtigt, aber er führt nicht zu einem Verständnis der kognitiven Störungen des Patienten und somit auch nicht zu einer Behandlung.

Der erhobene neuropsychologische Befund, also z. B. die Feststellung einer Apraxie, einer Dysgraphie und Dyskalkulie, erfaßt nur die äußere Seite von zugrundeliegenden Störungen der Informationsverarbeitung. Diese den Symptomen zugrundeliegende Störung von Informationsverarbeitungsprozessen ist das, was wir durch die hier entwickelte Diagnostik verstehen wollen. Wir wollen in die kognitive Struktur des Mißlingens eindringen. Wir dürfen nicht stehen bleiben bei der Feststellung, daß in diesen und jenen Lebens- und Leistungsbereichen Defizite bestehen.

Daß die Feststellung eines Symptoms über die zugrundeliegende kognitive Störung noch gar nichts aussagen kann, ergibt sich auch aus folgender Überlegung: Ein bestimmtes Symptom kann sich aus **mehreren** gestörten Informationsverarbeitungsprozessen zusammensetzen. Ein Beispiel: Das Symptom „Uhrzeitapraxie" kann sich zusammensetzen aus einer Störung im Verständnis der einzelnen Ziffern und einer Störung in der Raumlageanalyse der Zeiger. Dieses Symptom könnte aber auch **nur** auf eine der genannten kognitiven Störungen zurückgehen. – Umgekehrt kann die kognitive Störung im Verständnis der einzelnen Ziffern zu ganz verschiedenen Symptomen in ganz verschiedenen Lebensbereichen führen: Diese Verständnisstörung wird sich durchsetzen beim Rechnen („Dyskalkulie"), bei zahlenmäßig festgelegten Zeitangaben über die eigene Person („zeitliche Desorientierung"), ferner z. B. beim Lesen der eigenen Bankauszüge („Hilflosigkeit in Alltagsverrichtungen"), usw.

Ferner kann ein bestimmtes Symptom (z. B. Ankleideapraxie) auf ganz verschiedene gestörte kognitive Prozesse zurückgehen – in dem Beispiel: Die Ankleideapraxie kann sich ergeben aus einer Störung der Planung der Reihenfolge einzelner Handlungsschritte – in diesem Fall ist sie Ausdruck einer Sequenzierungsstörung. Die Ankleideapraxie kann sich aber auch ergeben aus einer Störung der Analyse der räumlichen Verhältnisse, die zwischen den Kleidungsstücken und den einzelnen Körperteilen bestehen – in diesem Fall würde es sich um die Folge einer Raumrekonstruktionsstörung handeln. Drittens ergibt sich auch bei manchen Störungen der Tiefenwahrnehmung und bestimmten Sensibilitätsstörungen ein der Ankleideapraxie ganz ähnliches Bild. – Je nach zugrundeliegender Störung muß man also in diesem Fall drei ganz verschiedene Behandlungswege einschlagen.

Diese zugrundeliegenden kognitiven Störungen sind also das Objekt der hier gemeinten Diagnostik.

Auch in der Medizin wird man mit der „Diagnose" „Schwindelgefühl" nicht zufrieden sein. Sie ist nämlich keine. Sondern man wird sich fragen, welche dahinterstehenden Funktionen möglicherweise aus dem Gleichgewicht geraten sind.

Im genannten Beispiel würde man also nach einer Kreislaufstörung suchen oder einer Schädigung im Labyrinthsystem oder einem Hirntumor usw. Diese zugrundeliegende Dysfunktion wird man dann behandeln.

Um noch ein Beispiel aus der Ergotherapie anzuführen: Die hier sehr beliebte „Diagnose" „Körperschemastörung" ist ebenfalls, was die Frage nach der Behandlung betrifft, von zweifelhaftem Wert. Dahinter kann eine Störung der Tiefenwahrnehmung stehen, eine Raumrekonstruktionsstörung oder eine Diskriminationsstörung hinsichtlich der eigenen Körperteile, es können dahinter aber auch psychische Faktoren wirksam sein, die mit einer Hirnschädigung gar nicht zusammenhängen wie z. B. Beziehungsstörungen; aber auch Körperbehinderungen bei Kleinkindern können zu Körperschemastörungen führen. – Entsprechend unterschiedlich werden die Behandlungsansätze sein.

In einem ersten **Befund** also erhebt man eine Liste von Symptomen und beeinträchtigten Lebensbereichen. Man wird das teilweise den Betreffenden oder seine Verwandte einfach abfragen, teilweise wird man den Patienten auf Station oder in einer freien Situation einfach kennenzulernen versuchen und sich dabei durch aufmerksames Beobachten ein Bild machen vom Symptombild. Teilweise werden auch andere Berufsbereiche, die mit dem Patienten auch zu tun haben, hier schon Vorarbeit geleistet haben.

Die eigentliche Diagnostik fängt da an, wo wir **in experimentierender Weise** uns ein Verständnis der den Symptomen zugrundeliegenden kognitiven Störungen zu erarbeiten versuchen. Experimentierende Diagnostik geht mit einzelnen kognitiven Aufgaben, wie sie in diesem Buch vorgeschlagen werden, an das Störungsbild heran und beobachtet auf das Sorgfältigste die **Art des Mißlingens.** Je nach Ergebnis dieses Ansatzes werden dann weitere diagnostische Aufgaben ausgewählt, die zur Beantwortung vertiefender Fragen führen können. Man wird also im Normalfall nicht alle in den nächsten Kapiteln genannten diagnostischen Aufgaben der Reihe nach mechanisch durchführen, sondern man wird auswählen, was man für den jeweiligen Einzelfall braucht.

Ein Beispiel: Hat man beim Patienten im Sinne der Befunderhebung eine Ankleideapraxie, eine Uhrzeitapraxie und bestimmte Schwierigkeiten oder Ungereimtheiten im Sozialverhalten festgestellt, so wird man zunächst fragen, ob einer der beiden grundlegenden Informationsverarbeitungsprozesse – Sequenzierung oder Raumrekonstruktion – beeinträchtigt sind. Man wählt dann einige diagnostische Aufgaben aus dem Bereich Sequenzierung (Kap 5) und einige Aufgaben aus dem Bereich Raumrekonstruktion (Kap 6). Nehmen wir an, für letzteres wird der GAT (s. Kap 6) angewendet. Man findet nur einige wenige und unklare Fehler. Für den ersten Bereich werden einige Fotos von Handlungsschritten (Kap 5) in der falschen Reihenfolge dem Patienten vorgelegt, die er in die richtige Reihenfolge bringen soll. Bei diesem Aufgabentyp hantiert der Patient völlig hilflos mit den Bildern herum. Er produziert gar keine oder falsche Reihenfolgen, hat aber, wie wir duch das Gespräch über die einzelnen Fotos herausfinden, deren jeweiligen Inhalt gut verstanden.

In so einem Fall wird man also eine erste diagnostische Schlußfolgerung ziehen: Der Sequenzierungsprozeß ist beeinträchtigt. Dann fragt man weiter, in welchen Sinnesbereichen sich das zeigt, anhand entsprechender Aufgaben. Sodann wird man prüfen wollen, ob dem Patienten damit geholfen ist, daß man mit ihm zusammen die Bildinhalte und deren Zusammenhang untereinander durchspricht oder ob ihn dieses Vorgehen noch mehr verwirrt. Hilft es ihm, so können wir jetzt spezifizieren: Die Sequenzierungsstörung besteht darin, daß die sprachliche Selbststeuerung, die ja ihrerseits nur sequentiell sein kann, nicht funktioniert (wie das bei linksfrontalen Hirnschädigungen der Fall ist). – Damit haben wir einen ersten Hinweis auf die erforderliche Behandlungsstrategie: Wir werden uns Übungen ausdenken müssen, die die sprachliche Selbststeuerung anregen.

Um diese Art von experimentierender Diagnostik durchführen zu können, braucht man erstens eine gut geschulte Beobachtung und zweitens eine neuropsychologische Modellvorstellung. Letzteres bedeutet, man braucht ein Bild davon, welche kognitiven Prozesse im gesunden und im geschädigten Gehirn ablaufen und wie sie miteinander zusammenhängen.

Um also das in diesem Buch Dargelegte in der Praxis anwenden zu können, scheint es mir unerläßlich, sich in der Auseinandersetzung mit den Grundlagen der Neuropsychologie Beurteilungskriterien erarbeitet zu haben.

Die Diagnostik, die man vom Psychologen erwarten kann, ist gegenüber der hier vorgeschlagenen „experimentierenden Diagnostik" etwas ganz Anderes. Psychologische Diagnostik quantifiziert einen Störungsgrad; sie vergleicht – anhand von Tests – ein gegebenes, individuelles Leistungsprofil mit dem durchschnittlichen Leistungsprofil einer Vergleichsgruppe – z. B. der Gruppe der Gleichaltrigen oder der Gruppe derer, die den gleichen Beruf haben oder die gleiche soziale Herkunft usw.

Diese quantifizierende Diagnostik hat auch ihre Berechtigung, sie nutzt dem Ergotherapeuten aber wenig, da sie, im Bereich der Neuropsychologie, in keiner Weise zu einem kausalen Behandlungsansatz führt. Sie kann nur feststellen, **daß** Behandlungsbedürftigkeit besteht, eben durch die quantitative Feststellung, daß der Patient z. B. hinsichtlich seiner Rechenleistungen weit unter dem Berufsgruppendurchschnitt liegt. Aber die quantifizierende Diagnostik kann nicht die Frage beantworten, **wie** das Symptom (das also in diesem Fall quantitativ definiert wird), hier die Rechenstörung, behandelt werden soll.

Die experimentierende neuropsychologische Diagnostik durch Ergotherapeuten geschieht also nicht anhand von psychologischen Tests (Ausnahmen können vorkommen), sondern anhand von diagnostischen Aufgaben, wie sie in diesem Buch vorgeschlagen werden. Diese Aufgaben sind als Beispiele zu verstehen, sie stellen keineswegs eine erschöpfende „Testbatterie" dar. –

Diese Aufgabenzusammenstellung ist auch nicht „standardisiert", das sollte auch nicht angestrebt werden in diesem Zusammenhang der Frage nach der Behandlung. Je standardisierter die Diagnostik, umso weniger erfaßt man die individuelle Struktur der Störung. Im Idealfall erfindet man die notwendigen diagnostischen Aufgaben während der Durchführung der Diagnostik selbst.

Diese experimentierende Diagnostik braucht Zeit. Sowohl in der Ergotherapie selbst als auch bei den anderen Berufen, die mit Hirngeschädigten zu tun haben, muß sich die Einsicht durchsetzen, daß eine sorgfältige experimentierende Diagnostik mehrere Sitzungen erfordert – und zwar bis zu 6 Sitzungen; wenn man geübt ist, 3 – 4 Sitzungen. Ergotherapeuten sollten sich nicht unter den Druck setzen lassen, bereits nach dem ersten Kennenlernen des Patienten mit der Behandlung „loslegen" zu müssen. Was die neuropsychologische Behandlung kognitiver Störungen betrifft, kann es dies nicht geben.

Man erwartet ja auch vom Arzt nicht, daß er auf den Befund „Schwindelgefühl" hin bereits in die Behandlung einsteigt. Er wird sich vielmehr Zeit nehmen für neurologische Prüfungen, Blutuntersuchungen und apparative Diagnostik. Auch dies dauert meist mehrere Sitzungen.

Etwas Anderes ist es, daß man als Ergotherapeut auch mal einen pragmatischen Kompromiß wird eingehen müssen. Wenn der Patient ohnehin nur 4 Wochen zu haben ist und er ein im Alltag sehr störendes neuropsychologisches Symptom hat, so wird man eben doch mal bereit sein, das Symptom ganz äußerlich zu behandeln, bzw. es handelt sich dann eigentlich um ein Trainieren. Dann kann man sich eine aufwendige Diagnostik sparen. Wo man aber den Anspruch hat, durch ursächliche Behandlung zugrundeliegender kognitiver Störungen die Symptome beseitigen zu wollen, ist eine sorgfältige qualitative Diagnostik, wie sie beschrieben wird, unumgehbar.

Die experimentierende, qualitative Diagnostik wird sich – wie auch die quantifizierende psychologische Diagnostik – im klaren sein über die Situations- und Phasenspezifität ihrer Ergebnisse. Ein Störungsbild kann sich in der Zeit verwandeln und es kann stark situationsabhängig sein. Typisch ist die Diskrepanz zwischen der Behauptung der Ergotherapeutin, der Patient mit der räumlichen Ankleideapraxie könne sich inzwischen wieder selbst anziehen, und der Beobachtung des Pflegepersonals auf Station, daß derselbe Patient immer noch sehr hilflos versucht, seine Extremitäten in die Kleidungsstücke zu bekommen. – Beides kann zugleich richtig sein. Während in der hochstrukturierten Zweiersituation – ruhige Umgebung, keine Ablenkung, keine Angst vor dem Ausgelachtwerden – der Patient die für das Ankleiden notwendigen räumlichen Überlegungen wieder gut durchführen kann, tritt die kognitive Störung sozusagen in alter Frische wieder auf, wenn der Patient in turbulenter Umgebung unter ständigen witzelnden Bemerkungen der Mitpatienten sich ankleiden soll.

Diese Situationsabhängigkeit wird man also in die diagnostischen Schlußfolgerungen mit einbeziehen, weil sie ebenfalls wieder behandlungsrelevant sind.

„Phasenspezifität“ meint die Veränderbarkeit sowohl in den Symptomen (Befund) als auch in den zugrundeliegenden Informationsverarbeitungsprozessen (qualitative experimentierende Diagnostik). Eine ideatorische Apraxie z. B. sieht im Durchgangssyndrom ganz anders aus als in der Phase der umschriebenen Symptome (siehe WAIS, 1988). Im Durchgangssyndrom geht sie unter in der allgemeinen Verwirrung und Desorientierung des Patienten, in der Rehabilitationsphase kann sie als isoliertes, quasi scharf ausgeschnittenes Symptom übrig bleiben (Befund). Außerdem kann sie im Durchgangssyndrom durch die hochgradige Vergeßlichkeit noch verkompliziert sein, während in der Rehabilitationsphase ausschließlich eine Störung im Sequenzierungsprozeß zugrundeliegt (experimentierende Diagnostik). Entsprechend wird man im Durchgangssyndrom auch therapeutisch ganz anders an das Symptom herangehen: z. B. Orientierungs- und Merkhilfen im Alltag geben – als in der Rehabilitationsphase: ein- und zweidimensionales Ordnen, Seriationsaufgaben.

Die diagnostische Situation ist eine künstliche Situation. Manche Störungen wie z. B. die ideomotorische Apraxie treten überhaupt nur in der diagnostischen Situation auf. Dies liegt daran, daß in der diagnostischen, künstlichen Situation eine bestimmte Handlung **mit hoher Bewußtheit** erbracht werden muß, während die gleiche Leistung in ihrem natürlichen Kontext problemlos als automatisierter Handlungsablauf abgerufen werden kann.

Es kann vorkommen, daß der Patient nicht in der Lage ist, in der diagnostischen Situation anhand von Szenenfotos zu zeigen, in welcher Reihenfolge er vorgeht, wenn er Kaffee kocht. Derselbe Patient kann sich aber möglicherweise zuhause in seiner eigenen Küche und wenn er Kaffeedurst hat, problemlos einen Kaffee machen, einfach weil er hier in der vertrauten Umgebung die entsprechende Handlungsfrequenz fertig abrufen kann. Dagegen ist in der diagnostischen Situation der entsprechende Informationsverarbeitungsprozeß, der Sequenzierungsvorgang, ganz isoliert angesprochen. Er muß sich hier bewußt betätigen, muß analysieren, was er tun will, und eben deshalb setzt sich die Störung durch.

Gerade deshalb ist aber auch hier die qualitative Diagnostik sinnvoll. Denn man findet auf diese Weise wertvolle Aufschlüsse über die individuelle Störungsstruktur. – Wenn der Arzt in Zusammenhang mit der Frage, ob eine Herzrhythmusstörung organisch oder funktionell ist, mich 10 Liegestützen machen läßt, so ist das ja auch eine künstliche Situation, weil ich in dieser Situation eben normalerweise keine Liegestützen mache. Trotzdem erhält der Arzt gerade dadurch wichtige diagnostische Aufschlüsse.

Diese qualitative und experimentierende Diagnostik hat einen fließenden Übergang in die Behandlung. Ja, man kann es auch so sehen, daß die experimentierende Diagnostik z. T. überhaupt darin besteht, daß ich probeweise behandle, D. h. ich versuche die Störung u. a. dadurch zu verstehen, daß ich dem Patienten verschiedene Hilfestellungen gebe. Wenn ich dabei erfahre, was dem Patienten hilft in der kognitiven Verarbeitung der gestellten Aufgaben, so weiß ich auch, wie seine kognitive Störung geartet ist.

Neuropsychologische Therapie und experimentierende neuropsychologische Diagnostik regen die kognitiven Prozesse an, bringen sie durch die hohe Strukturiertheit der Aufgaben in eine bestimmte Bahn. Schon das ist therapeutisch. Dagegen ist es antitherapeutisch, äußerliche Symptome zu behandeln, also etwa Ankleidetraining bei Ankleideapraxie zu machen, weil dabei falsche kognitive Verarbeitungen noch festgefahren werden, zementiert werden.

Damit sind wir wieder am Ausgangspunkt dieses einleitenden Kapitels angelangt. Und es sei noch einmal davon abgeraten, sich für die neuropsychologische Behandlung mit Symptomlisten zu begnügen. Zu groß ist die Versuchung, dann der Reihe nach die Symptome zu behandeln. Im günstigsten Falle nutzt es nichts, im ungünstigen werden dadurch defekte kognitive Verarbeitungen festgeschrieben.

Ursächliche neuropsychologische Behandlung zielt auf die kognitiven Störungen, die den Symptomen zugrundeliegen. Und auf diese Ebene zielt auch die experimentierende qualitative Diagnostik.

## 2. Das diagnostische Gespräch

Ergotherapeuten haben durch ihr Berufsbild den Vorteil, daß sie näher am Alltag des Patienten sind als macher andere klinische Beruf. Damit sind sehr gute Möglichkeiten gegeben, mit dem Patienten über ihn berührende praktische Fragen ins Gespräch zu kommen, auch Möglichkeiten, erste Beobachtungen zu machen über die konkreten Probleme des Patienten. **Wie** kleidet er sich an? Ist er ablenkbar? Wie geht er mit der Symmetrie des Raumes um? Ist die Stimmungslage rasch wechselnd?

Wenn man den Patienten in einer solchen praktischen Anknüpfung kennengelernt hat, wird man ein weiteres Gespräch ansetzen, wo man zunächst den Beschwerden noch etwas weiter nachgeht. Welche subjektiven Beschwerden erlebt der Patient? (Z. B. behaupten viele Rechtshirngeschädigte, sie seien seit der Hirnverletzung etwas „nervöser" geworden, sonst sei aber alles beim alten).

Hat er überhaupt eine Vorstellung seiner objektiven Beschwerden? – Damit bekommt man schon erste Hinweise, in welche Richtung nachher die diagnostische Untersuchung gehen wird. So wird man z. B. bei Patienten, bei denen der Sequenzierungsprozeß gestört ist, eine besser entwickelte Krankheitseinsicht finden als bei Patienten mit Raumanalysestörung. So können etwa Patienten mit ideatorischer Apraxie ihre Schwierigkeiten oft so präzise beschreiben, als hätten sie in einem Lehrbuch nachgelesen

Ein Beispiel: „Ich nehme den Bleistift an seiner Ecke (!) zwischen Daumen und Zeigefinger und er baumelt dann über dem Blatt. Aber ich weiß einfach nicht mehr, wie ich damit schreiben könnte." – Rechtshirngeschädigte dagegen leugnen ihre kognitiven Probleme z. B. in der Raumorientierung völlig oder bagatellisieren sie („Ich bin so unkonzentriert geworden") oder geben ganz unklare nebelhafte Darstellungen ihrer Beschwerden. So schildert ein Patient, der sich im Klinikgelände aus Gründen gestörter Raumanalyse nicht zurecht fand, sein Problem so: „Also eigentlich esse ich sowieso nicht mehr so viel (er fand den Weg zur Cafeteria nicht). Und dann ist es in den Fluren oft so dunkel. Der Daumen ist, glaube ich, an der einen Hand innen rechts (er hatte links/rechts-Schwierigkeiten). Aber ich kenne ihn nicht mehr. Und ich brauche leider eine Brille".

Im diagnostischen Gespräch erheben wir also einen ersten Befund, wir „sammeln" Problembereiche. Dies macht man nur zum geringen Teil durch „Abfragen“ von Symptomen, vielmehr schule man seine Beobachtungsgabe und seine Fähigkeit zuzuhören, so erhält man viel interessantere Aufschlüsse als wenn man einfach direkt Fragen stellt.

Man wird z. B. zunächst Gestik und Mimik des Patienten registrieren, bestehen Ausdrucksschwierigkeiten, die der Patient durch entsprechende Gestik zu kompensieren versucht? Oder ist die Mimik starr? Ist die Stimmungslage durchgehend euphorisch? Ist der Patient im Gespräch aktiv, d. h. will er von sich aus etwas berichten oder reagiert er einfach auf meine Fragen und Bemerkungen?

Das diagnostische Gespräch soll auch Aufschlüsse geben über die Orientierungslage des Patienten. Man lasse sich von ihm zunächst seine Krankheitsgeschichte erzählen; dann wird die situative Orientierung geprüft: Weiß er, wo er jetzt ist und aus welchem Grund? – Sodann die zeitliche Orientierung: Hat der Patient eine Vorstellung davon, wie lange er schon hier im Krankenhaus ist, etc.?

Natürlich wird man sich nicht nur über Symptome und Beschwerden mit dem Patienten unterhalten. Vielmehr wird man dem Patienten auch seinerseits eine erste Orientierung darüber geben, mit wem er es zu tun hat. Je nach seiner Aufnahmefähigkeit wird man ihm im Erstgespräch Aufschluß geben über die Behandlungen und Hilfestellungen, die von der Ergotherapie aus in Frage kommen. Es scheint ratsam, in diesem Zusammenhang das Wort „Beschäftigungstherapie“ zu vermeiden. M. E. wertet es nicht nur die Arbeit des Ergotherapeuten ab und kann damit Motivationsprobleme schaffen für den Patienten. Es gibt auch dem hirnverletzten Patienten selbst kein gutes Gefühl: Denn nahezu jeder hirnverletzte Patient erkennt, daß er in seiner Leistungsfähigkeit seit dem Schädigungsereignis herabgesetzt ist. Fühlt er sich als Objekt von „Beschäftigungsangeboten“, so kann das bei ihm leicht so ankommen: Nun bin ich nichts mehr wert, ich kann mich nur noch ersatzweise „beschäftigen“, damit ich nicht trübe herumhänge. – Das Wort Ergotherapie geht bekanntlich auf das griechische Wort für **Arbeit** zurück. Der Patient sollte also im diagnostischen Gespräch darüber informiert werden, daß die Ergotherapie zur Wiederherstellung seiner Arbeitsfähigkeit im Beruf oder im Haushalt beitragen möchte.

Weiterhin dient das diagnostische Gespräch dazu, sich ein Bild zu machen von den Lebens- und Leistungsbereichen, die durch die Hirnschädigung **nicht** beeinträchtigt sind. Das ist erstens für den Patienten wichtig, sich vor Augen zu halten, daß er eben nicht nur aus Problemen und

Beeinträchtigungen besteht. Für die Therapie ist das wichtig, da sie ansetzt an den gesund gebliebenen kognitiven Vorgängen.

Schließlich möchte man sich im diagnostischen Gespräch ein Bild machen von der prämorbiden Situation des Patienten: Beruf, Hobby, Begabungen, Schwächen, Familien- und Wohnsituation.

Es ist für den Patienten wichtig, daß er vom Therapeuten gekannt wird in seinen „normalen" Zusammenhängen – daß er weiß, daß dies seinem Gegenüber deutlich ist: Ich bin nicht nur ein Sammelsurium von Defiziten, sondern stelle im Leben auch etwas dar. – Außerdem muß man die Ergebnisse der diagnostischen Untersuchung beziehen auf die prämorbide kognitive Situation. Z. B. wird man von einem Installateur, der jahrelang Heizungs- und Wasserrohre verlegt hat, eine differenziertere Raumanalyse erwarten als von einem Büroangestellten, der seit Jahren am Schreibtisch Adressen in einen Computer eingibt.

Das diagnostische Gespräch endet mit einer Vereinbarung: daß man miteinander arbeiten will in den nächsten Wochen oder Monaten, und daß dazu noch einige Sitzungen notwendig sind, in denen man die jetzt zur Sprache gekommenen Hirnschädigungsfolgen noch weitergehend betrachten und verstehen möchte, schließlich daß dann eine Behandlung angesetzt wird der Beschwerden und Ausfälle mit dem Ziel, bestimmte alltagspraktische oder berufsrelevante Fähigkeiten wieder aufzubauen.

## 3. Die Untersuchung der Händigkeit

Zu einer neuropsychologischen Untersuchung gehört eine Abklärung der Händigkeit des Patienten – unabhängig davon, ob der Patient sich als Linkshänder bezeichnet oder nicht, und auch unabhängig davon, ob (z. B. wegen einer Hemiparese) ein Umlernen der Schreibhand ansteht.

Die Untersuchung der Händigkeit gibt über die zu erwartenden Hemisphärenasymmetrie-Verhältnisse Aufschluß, also über die Art der Arbeitsteilung, die zwischen den beiden Gehirnhälften dieses Patienten herrscht. Die damit gewonnenen Informationen geben dann den Hintergrund für die eigentliche experimentierende Diagnostik der kognitiven Störungen. Eine Raumanalysestörung z. B. sieht bei einem Linkshänder anders aus als bei einem Rechtshänder. Sie wird beim Linkshänder im Prinzip ebenso behandelt wie beim Rechtshänder, man kann aber beim Linkshänder viel besser die Sprache als begleitendes Therapiemittel einsetzen. – Schließlich ist die Prognose für solche kognitive Störungen bei Linkshändern anders – und zwar bei den meisten Störungsbildern besser – als bei Rechtshändern (vergleichbare Schädigungsherde vorausgesetzt).

Die Händigkeitsuntersuchung setzt Kenntnisse voraus über die neuropsychologische Dimension der Händigkeit, die man sich erst erarbeiten muß, bevor man sinnvolle Schlüsse ziehen kann. Hierzu eignet sich das Buch von ULLMANN: Psychologie der Lateralität.

Bei Linkshändern sind ja nicht gegenüber Rechtshändern umgekehrte Asymmetrieverhältnisse zu erwarten, sondern es herrscht eine weniger strikte bis gar keine Arbeitsteilung zwischen den Hemisphären. Bei Linkshändern besteht auch nicht die strenge funktionelle Blockade zwischen den Hemisphären. Dies bedeutet, daß bei ihnen die linke Hemisphäre nicht in der gleichen Weise die rechte hindert, ihre sprachlichen Möglichkeiten auszuschöpfen, wie das die linke Hemisphäre bei Rechtshändern tut. Linkshänder haben deswegen eine bessere Aphasieprognose. – Ferner sind Linkshänder im Durchschnitt kreativer als Rechtshänder, weil sprachliche und ganzheitliche Informationsverarbeitung enger ineinanderarbeiten.

Der Nachteil der Linkshändigkeit liegt in legasthenieähnlichen Schwierigkeiten beim Schreibenlernen sowie in einer Neigung zum Stottern beim Sprechenlernen (da hier beide Hemisphären versuchen, Zugang zur Sprechmotorik zu bekommen).

Man kann sich die Striktheit der Arbeitsteilung zwischen den Hemisphären als Kontinuum vorstellen. Männliche erwachsene Rechtshänder haben die strikteste Hemisphärenasymmetrie; etwas weniger strikt ist sie bei weiblichen erwachsenen Rechtshändern; eine etwa mittlere Stellung in dieser Hinsicht nehmen Kinder und nicht-familiäre Linkshänder ein; familiäre Linkshänder haben eine weitgehende funktionale Gleichwertigkeit der Hemisphären.

Die Schärfe der funktionalen Trennung zwischen beiden Hemisphären nimmt ab über die genannten Gruppen hinweg. Aber bei allen Gruppen bleiben die Hemisphären bei ihren Spezialisierungen: Selbst Linkshänder, die über mehrere Generationen hin ihre Linkshändigkeit geerbt haben, haben ihr primäres Sprachzentrum links. Selbst in dem extremen Fall, daß beide Hemisphären beide Informationsverarbeitungsprozesse beherrschen – den sequenzierenden und den ganzheitlichen –, findet man eine höhere sprachliche Kompetenz, vor allem für abstrakten Sprachgebrauch, bei Sprachleistungen, die von der linken Hemisphäre kommen, als bei Sprachleistungen, die von der rechten Hemisphäre kommen.

Vorgehen: Man erfragt zunächst die familiäre Händigkeitsgeschichte bezüglich der Schreibhand. Mit welcher Hand haben Großeltern, Eltern, Kinder geschrieben? Gab es Umlernerfahrungen, mußte z. B. der Großvater, der als Kind Linkshänder war, in der Schule auf rechts umlernen und wie ging das?

Sodann wird der Patient, oder ein naher Angehöriger, sehr differenziert gefragt über seine Händigkeitsverhältnisse **vor** der neurologischen Erkrankung, wegen der er jetzt behandelt wird. Mit welcher Hand schreibt er? Mit welcher Hand malt er oder hat er als Kind gemalt? Welche Hand benutzt er beim Zähneputzen? Welche beim Ballwerfen? Welche Hand ist beim Applaudieren oben? Mit welcher Hand zieht er einen Korken aus der Flasche? Welche Hand setzt er beim Gebrauch eines Besens höher an? –

Hat er eine Umlerngeschichte? Wenn ja, nur beim Schreiben, oder hat er auch bei anderen Tätigkeiten umgelernt („Gib das gute Händchen")?

Man wird mit solchen Fragen schnell herausfinden, daß es nicht sehr viele Menschen gibt, die bei **allen** Tätigkeiten die rechte Hand als dominante einsetzen. Vielmehr findet man in der Hauptsache Menschen, die mit der rechten Hand schreiben (auch in Völkern, die von rechts nach links schreiben wie bei den Arabern oder Israelis), aber bei einigen sportlichen oder handwerklichen oder kreativen Tätigkeiten die Linke als dominante einsetzen. – Und man findet viele Menschen, die mit links schreiben, für Tätigkeiten aber, die Kraft erfordern, die Rechte dominant einsetzen.

So gesehen ist die Frage nach der Händigkeit also keine Entweder-Oder-Frage, sondern eine quantitative Frage. Also man fragt, **in welchem Ausmaß** besteht Rechtshändigkeit oder Linkshändigkeit?

Die Angelegenheit wird dadurch noch komplizierter, daß es auch noch eine variierbare „Füßigkeit“ und eine „Äugigkeit“ gibt. d. h. auch im Gebrauch der Füße und der Augen gibt es Präferenzen, die aber wieder mit der Händigkeit gar nicht eindeutig und direkt zusammenhängen. Es gelten hier die gleichen Variationsmöglichkeiten wie bei der Händigkeit. – M. E. ist eine ausführliche Prüfung der Füßigkeit und Äugigkeit für den praktischen Gebrauch in dem Zusammenhang, um den es hier geht, nicht erforderlich.

Eine andere Komplikation liegt daran, daß es eine **latente Linkshändigkeit** gibt: Es wird mit der rechten Hand geschrieben, der Patient bezeichnet sich auch als Rechtshänder. Beim Applaudieren aber sieht man, daß die linke Hand die aktive ist. Beim Armeverschränken wird unwillkürlich die linke Hand nach oben, d. h. auf den rechten Oberarm gelegt. Beim Händefalten liegt der linke Daumen oben. – Beim Rechtshänder ist es jeweils umgekehrt. – Fragt man nun weiter nach, so stellt sich in so einem Fall meist heraus, daß der Patient als Kind mit der linken Hand gemalt hat oder mit beiden Händen, und daß er bei Schuleintritt umlernen mußte auf die Rechte. Gerade wenn das gut gegangen ist (also ohne vorübergehendes Stottern oder ohne sog. „Legasthenie“), vergißt der Patient völlig, daß er ursprünglich Linkshänder oder Beidhänder war und daß er sich die Rechtspräferenz auch in anderen Bereichen einfach angewöhnt hat.

Latente Linkshänder sind, was die Striktheit der Arbeitsteilung zwischen den Hemisphären betrifft, anzusiedeln zwischen Rechtshändern und offenen Linkshändern.

Kennt man die Lokalisation einer Hirnschädigung und hat man sich ein differenziertes Bild verschafft über die Händigkeits-Verhältnisse des Patienten, so kann man bereits bestimmte kognitive Störungen vorhersagen, noch ehe man sie durch Untersuchung festgestellt hat. – Wichtiger ist, daß man auf dem Hintergrund der Kenntnisse über die Hemisphärenasymmetrie-Verhältnisse die beobachteten kognitiven Störungsbilder viel besser verstehen kann. Man hat bei Linkshändern selten die ausgestanzten Symptome, die klar umschriebenen Ausfälle wie bei Rechtshändern. Vielmehr findet man bei Linkshändern verzweigtere Störungsbilder mit oft erstaunlichen Kompensationsversuchen. – Manche Störungsbilder scheinen, jedenfalls postakut, bei Linkshändern gar nicht vorzukommen: So habe ich noch nie eine ideatorische Apraxie bei einem familiären Linkshänder gesehen. Falls das nicht einfach Zufall ist, würde es darauf hindeuten, daß bei familiären Linkshändern 1. die rechte Hemisphäre offensichtlich auch über Sequenzierungsmöglichkeiten verfügt und daß 2. die linke sie nicht daran hindert, diese Sequenzierungsmöglichkeiten einzusetzen.

Dies sind aber alles allgemeine, den Durchschnitt der Linkshänder und den Durchschnitt der Rechtshänder betreffenden Aussagen.
Im Einzelfall kann das dann doch wieder anders sein. Eben deswegen muß eine sorgfältige Untersuchung dieser Bereiche vorgenommen werden, bevor man mit der eigentlichen experimentierenden Diagnostik beginnt.

## 4. Diagnostik der Wahrnehmung

Neuropsychologisch gesehen, führen Hirnschädigungen typischerweise zu Störungen in der Verarbeitung von Information und in der Organisation von Handlungen. Wir wollen hier beides zusammen als **Verarbeitungsstörung** bezeichnen.

Demgegenüber sind auch **Wahrnehmungsstörungen** möglich. Darunter werden hier Beeinträchtigungen oder Ausfälle in der Aufnahme oder Erkennung von Information verstanden.

Wahrnehmungsstörungen sind immer sinnesspezifisch, sie betreffen nur den Sinneskanal, der auch tatsächlich beschädigt wurde. – Sie sind ferner hemisphärenunspezifisch, d. h. sie sind in ihrem Charakter unabhängig davon, ob der Schädigungsherd die linke oder die rechte Hemisphäre betrifft. Sie sind viel seltener als Verarbeitungsstörungen, da sie nur von ganz eng und genau umschriebenen Läsionen ausgehen können: Wahrnehmungsstörungen in dem hier verstandenen Sinne können nur auftreten, wenn die Läsion entweder ein Projektionsareal oder die Zuleitung zu einem Projektionsareal geschädigt hat. Für den visuellen Bereich sind als Wahrnehmungsstörungen also denkbar Gesichtsfelddefekte oder -ausfälle bei Schädigung der Sehbahn; Wahrnehmungsverzerrungen (z. B. Mikropsie, Makropsie oder im Extremfall kortikale Blindheit) bei Schädigungen des primären oder sekundären Projektionsareals; ferner visuelle Agnosien bei Schädigungen des tertiären Projektionsareals (Area 19) im Hinterhauptspol. In diesem letzteren Fall ist die Zuordnung des visuellen Eindrucks zu schon bekannten visuellen Eindrücken gestört.

Es liegt im Wesen der Wahrnehmungsstörungen, daß sie ganz oder teilweise kompensiert werden können durch Hinzunahme von Informationen aus anderen Sinnesbereichen. So kann z. B. die visuelle Agnosie dadurch neutralisiert werden, daß der Patient den visuell nicht erkannten Gegenstand in die Hand bekommt. Er wird dann über denselben Gegenstand über einen anderen Sinneskanal, hier den taktilen, informiert. Bei einer visuellen Agnosie wird der Gegenstand jetzt sofort erkannt. – Gleiches gilt für akustische und taktile Agnosien.

Die weitaus häufigste Folge nach Hirnschädigung besteht aber in Verarbeitungsstörungen. Diese sind unabhängig von einem Sinnesgebiet, d. h. sie können sich auswirken als „Apraxie“, „Orientierungsstörung“, „Gedächtnisstörung“, „Aphasie“ etc. unabhängig davon, über welchen Sinneskanal die zu verarbeitende Information kommt. – Verarbeitungsstörungen sind hemisphärenspezifisch, d. h. sie sind in ihrem Charakter je nach Seite der Läsion verschieden.

Schon lokalisatorisch dürfte einleuchten, warum Verarbeitungsstörungen häufiger sind als Wahrnehmungsstörungen (vgl. Abb. 1): Die kognitive Verarbeitung von Information nimmt den größten Teil der Großhirnrinde ein, während die Projektionsareale demgegenüber nur wenig „Platz“ haben.

Dieses Kapitel befaßt sich mit der Diagnostik der Wahrnehmungsstörungen, die folgenden Kapitel befassen sich mit den Verarbeitungsstörungen.

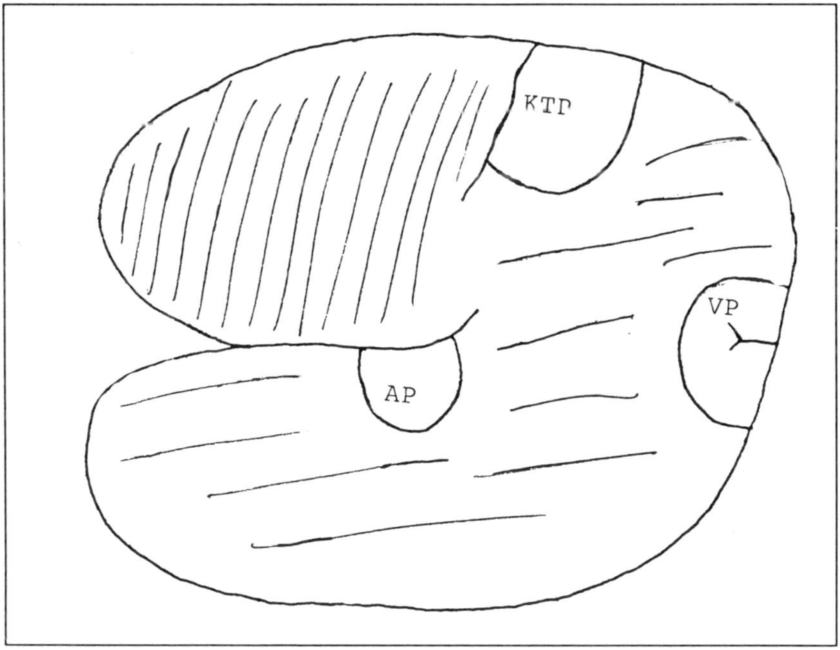


*Abb. 1*
*Ausdehnungsverhältnis von Assoziationscortex (schräg schraffiert), frontalem „Handlungscortex" (senkrecht schraffiert) und Projektionsarealen (AP = Akustisches Projektionsgebiet; KTP = kinästhetisch-taktiles Projektionsgebiet; VP = Visuelles Projektionsgebiet)*

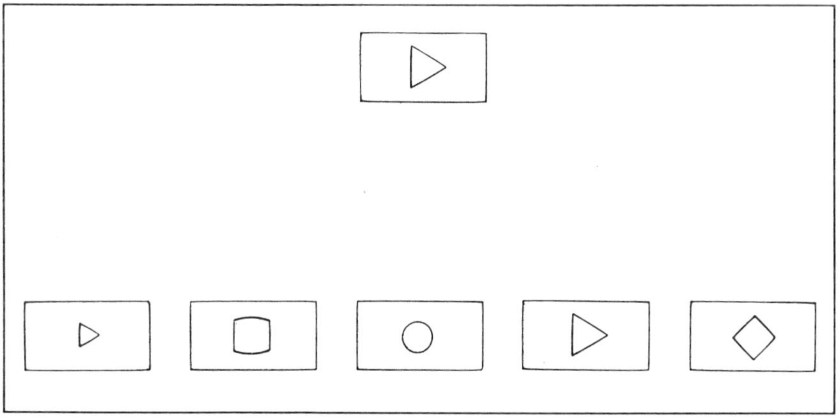

*Abb. 2*

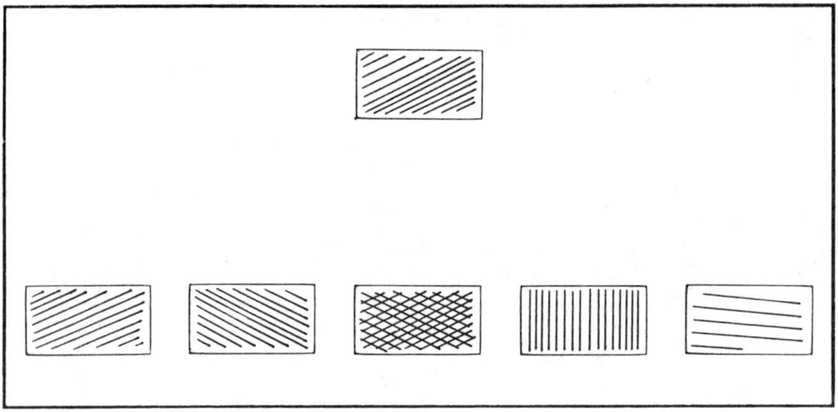

*Abb. 3*

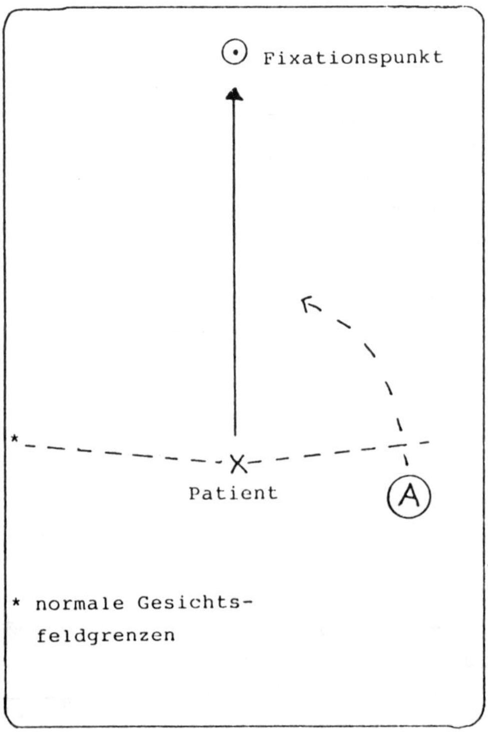


Ausgangsposition des zu sehenden Objekts

*Abb. 4*

In der Praxis kann man die Wahrnehmungsdiagnostik kurz und übersichtsartig durchführen. Denn erstens sind die Wahrnehmungsstörungen eben überhaupt selten, zweitens wird man Wahrnehmungsstörungen erst dann suchen, wenn man aufgrund der Diagnostik der Verarbeitungsstörungen die Frage hat, ob möglicherweise schon die zu verarbeitende Information gar nicht richtig oder nicht vollständig ankommt.

Wahrnehmungsdiagnostik ist meist Vergleichsdiagnostik. Dem Patienten wird ein Zielobjekt vorgelegt zusammen mit ähnlichen Objekten und noch einmal dem gleichen Objekt in einer gut überschaubaren Anordnung. Dann wird er gebeten zu sagen oder zu zeigen, welches Objekt in der Vergleichsanordnung das gleiche ist wie das Zielobjekt.

Für den visuellen Bereich fertigt man sich selbst Diagnostikblätter an nach dem Muster der Abbildungen 2 und 3.

In die obere Hälfte des DIN-A-4-Blattes wird ein Foto oder eine Zeichnung eines Gegenstandes plaziert. In die untere Hälfte plaziert man in gleicher Größe 5 bis 6 ähnliche Gegenstände bzw. Zeichnungen zusammen mit einer Kopie des Gegenstandes der oberen Hälfte. Der Patient soll dann zeigen oder sagen, wo in der unteren Reihe der gleiche Gegenstand ist wie oben.

Es ist sinnvoll, einige Blätter anzufertigen mit Fotos oder Zeichnungen bekannter Alltagsgegenstände, einige Blätter mit Zeichnungen von geometrischen Formen und einige Blätter mit unterschiedlichen Schraffuren oder Oberflächen wie in Abb. 3.

Der Patient braucht bei solchen Vergleichen nicht den Gegenstand oder die Zeichnung zu erkennen. Es ist in diesem Zusammenhang auch nicht interessant, ob er den Gegenstand benennen kann. Erfahrungsgemäß können auch Aphasiker und schwer Hirngeschädigte diese einfachen Tests verstehen und durchführen, jedenfalls nach Ablauf des Durchgangssyndroms.

Gesichtsfelddefekte müssen vom Augenarzt diagnostiziert werden. Einen groben Überblick kann sich aber auch die Therapeutin verschaffen durch folgendes Arrangement: Der Patient sitzt frei im Raum und wird gebeten, genau ihm gegenüber an der Wand einen bestimmten Punkt zu fixieren und nicht nach links oder nach rechts zu blicken. Dann nimmt die Therapeutin einen kleinen Alltagsgegenstand in die Hand – Radiergummi, Büroklammer o. ä. – und stellt sich damit rechts hinter den Patienten (Abb. 4) und hält den Gegenstand hinter den Patienten außerhalb seiner hinteren Gesichtsfeldgrenze (Bei geradeaus gerichte tem Blick markieren die waagrecht und im rechten Winkel zur Fixationslinie ausgestreckten Arme die hinteren Gesichtsfeldgrenzen). Der Patient wird gebeten, sich sofort zu melden, wenn er etwas in sein Gesichtsfeld kommen sieht. Die Therapeutin bewegt nun den Zielgegenstand langsam in einem großen Bogen nach vorne (gestrichelte Linie in Abb. 4), bis der Patient den Gegenstand erblickt. Auch hier kommt es nicht darauf an, daß der Patient den Gegenstand benennt.

Dasselbe Verfahren wird – jeweils 3 oder 4 Mal mit jeweils anderen Gegenständen – dann auf der linken Seite angewendet. – Ferner kann man das Verfahren auch für den Raum oberhalb und unterhalb der Blickebene des Patienten anwenden, so daß man ein dreidimensionales Bild vom Blickfeld des Patienten bekommt. – Normalerweise wird aber die Blickfeldbestimmung in der Blickebene selbst ausreichen.

Diese Untersuchung ist z. B. sinnvoll in Zusammenhang mit einer Neglect-Untersuchung (Halbseitenunaufmerksamkeit). Sie ersetzt aber auf keinen Fall die entsprechende augenärztliche Untersuchung.

### Agnosiediagnostik

Was nun die Agnosiediagnostik betrifft, so legt man dem Patienten einzelne Alltagsgegenstände vor und fragt ihn nach ihrer Funktion (ob er ihren Namen kennt, ist hier wieder nicht von Interesse). Er kann die Funktion entweder beschreiben oder durch zeigen oder vormachen andeuten. Der Aphasiker, der die Aufgabe aus sprachlichen Gründen nicht lösen kann, erhält zusätzlich zum Zielgegenstand noch einige andere Gegenstände in Reichweite gelegt, mit deren Hilfe er die Funktion des Zielgegenstandes demonstrieren kann (also z. B. zum Radiergummi als Zielgegenstand liegt dann ein mit Bleistift beschriebenes Blatt Papier in der Nähe, zum Schlüssel ein Schloß).

Im Fall des Mißlingens legt man dem Patienten den Zielgegenstand in die Hand oder demonstriert dem Patienten, welche Geräusche man mit dem Zielgegenstand hervorrufen kann. – Wenn eine visuelle Agnosie vorliegt, wird sie durch dieses Vorgehen neutralisiert. Der Patient muß jetzt den Gegenstand in seiner Funktion erkennen.

Erkennt er den Gegenstand auch dann nicht, wenn dieser über weitere Sinneskanäle dargeboten wird, so handelt es sich nicht um eine Wahrnehmungsstörung, sondern um eine Verarbeitungsstörung, z. B. apraktischer Art (über deren Untersuchung siehe die folgenden Kapitel).

Für den akustischen Bereich empfehlen sich zur Wahrnehmungsdiagnostik außer einer audiometrischen Untersuchung, die die Logopädin oder der Facharzt durchführen, Tonhöhenvergleiche und Lautstärkevergleiche: Anhand eines Glockenspiels werden dem Patienten je zwei Töne vorgespielt, er soll zu erkennen geben, ob sie gleich sind oder nicht. Dies wird in unterschiedlichen Tonhöhenbereichen einige Male durchgeführt. – Sodann läßt man je zwei gleich hohe Töne hinsichtlich ihrer Lautstärke vergleichen. – Schließlich kann man auch noch Tonqualitäten vergleichen lassen: Der Patient soll dann vergleichen, ob 2 (über Kassette dargebotene) Töne gleicher Höhe und gleicher Lautstärke vom gleichen Instrumententyp stammen oder nicht. Das wird 5 – 10 Mal variiert, wobei die „gleich“-Darbietungen und die „ungleich“-Darbietungen nicht systematisch aufeinander folgen sollten.

Entsprechend dem visuellen Bereich kann auch hier auf akustische Agnosie geprüft werden. Es gibt im Handel Schallplatten mit typischen Alltagsgeräuschen – Wasserlaufen, Telefonklingeln, Geschirrklappern, Türenschlagen, Scheibenklirren, Bremsenquietschen usw. –, man kann sie aber auch selbst auf eine Kassette aufnehmen. – Der Patient soll bei jedem Geräusch sagen oder zu erkennen geben, um welchen Gegenstand es sich handelt, wobei es auch hier wieder nicht auf den Begriff ankommt. Für Aphasiker können entsprechende Situations- oder Funktionsbilder vorgelegt werden, auf die der Patient dann nur zu zeigen braucht (im Handel zusammen mit der Schallplatte erhältlich).

Akustische Agnosien sind selten. Sie kommen manchmal zusammen mit Aphasien vor wegen der lokalisatorischen Nähe der Schädigungen.

Im taktilen und kinästhetischen Bereich kann, was die Diagnostik betrifft, die Trennung zwischen Wahrnehmung und Verarbeitung nicht so streng durchgehalten werden wie im visuellen und akustischen Bereich. Denn viele Wahrnehmungen in diesem Bereich sind nur möglich auf dem Hintergrund eines Verarbeitungsrahmens, eines Bezugsrahmens für taktile und kinästhetische Information, den man „Körperschema“ nennen kann. Dieses Körperschema als kognitive Repräsentation aller Erfahrungen, die mit dem eigenen Körper gemacht wurden, ist sowohl Ergebnis wie Grundlage der Verarbeitung von Informationen, die den eigenen Körper betreffen.

Am einfachsten ist es noch beim Vergleich einfacher taktiler Qualitäten: Die Therapeutin berührt den Patienten an den 4 Extremitäten und evtl. im Gesicht mit verschiedenen Oberflächenqualitäten, je paarweise, und der Patient soll wieder ein „gleich/ungleich“-Urteil abgeben: So wird der

Patient z. B. am Unterarm einmal mit der Spitze einer Nadel, sodann mit dem Rundkopf einer Pinnadel leicht berührt, am besten kurz hintereinander, und er soll angeben, ob beide Reize gleich waren oder nicht. Der Patient hat dabei die Augen geschlossen. Er braucht hier nicht anzugeben, **wo** oder in welcher Reihenfolge er berührt wurde. Dies wäre bereits eine Frage der Verarbeitung, die uns hier noch nicht interessiert.

Dann wird der Patient mit anderen Qualitäten je paarweise berührt: Hartem/weichem Material (Eisenstück, Wattebausch), warm/kalt (in der Hand vorgewärmtes Metall, Metall aus dem Kühlschrank), etc.

Man prüft das auf beiden Körperseiten, da die Sensibilitätsstörungen ja einseitig sein können. Dagegen werden links-rechts-Urteile in diesem Zusammenhang vom Patienten noch nicht verlangt, weil sie über die Wahrnehmung insofern hinausgehen, als man sie nur fällen kann unter Zugrundelegung eines stabilen räumlichen Orientierungsrahmens.

Zur Prüfung der Frage nach der Taktilen Gegenstandserkennung erhält der Patient nacheinander einzelne kleine Alltagsgegenstände in die dominante Hand gelegt mit der Frage, was das sei. Es kommt wieder nur darauf an, daß der Patient den Gegenstand in seiner Funktion erkennt. Erkennt er ihn nicht (Stereoagnosie), so muß er ihn erkennen, wenn er jetzt die Augen öffnet. Erkennt er ihn auch dann nicht, handelt es sich um eine Verarbeitungsstörung, z. B. apraktischer Art.

Das beliebte Schreiben auf der Haut von Zahlen oder Buchstaben mit dem Finger prüft nicht die Wahrnehmung, sondern eine weit darüberhinausgehende integrative Verarbeitungsfunktion, wie sie sowohl bei Rechtshirngeschädigten als auch bei Aphasikern gestört sein kann.

Für den Bereich der Bewegungswahrnehmung und der statischen Eigenwahrnehmung kann man gar nicht anders als den Wahrnehmungsbereich zu überschreiten. Die kinästhetische Wahrnehmung ist so eng an die räumlichen Informationsverarbeitungsprozesse gebunden, daß sich das kaum trennen läßt. – Es ist aber gerechtfertigt, das hier noch hinzuzunehmen: Denn, wie leicht zu bemerken, haben wir es in diesem Kapitel noch mit der Befunderhebung zu tun und mit der „experimentierenden Diagnosik“ nur insofern, als wir in einem konkreten Fall vielleicht noch einmal differentialdiagnostisch prüfen wollen, ob eine bestimmte Störung noch auf Wahrnehmungsebene liegt oder schon auf Verarbeitungsniveau.

Für den kinästhetischen Bereich bringt man z. B. den Arm des Patienten, der dabei die Augen schließt, in eine bestimmte willkürliche Position, ebenso den anderen Arm, und fragt nun wieder, ob die Positionen gleich oder ungleich sind. Dies wird mehrfach, mit jeweils anderen Positionen durchgeführt. – Ebenso kann man den Rumpf des Patienten je kurz hintereinander in zwei gleiche oder ungleiche Positionen bringen und dann wieder auf gleich/ungleich beurteilen lassen.

Sodann ist es in diesem Zusammenhang von Interesse, ob der Patient über eine stabile subjektive Senkrechte verfügt. Dieser Teil des „Körperschemas“ ist ein Extrakt aus zahllosen Bewegungen und Erfahrungen mit dem Verhältnis des sich aufrichtenden Körpers zum Raum; aber auch labyrinthäre, visuelle und kinästhetische Wahrnehmungen gehen hier ein. Also Wahrnehmung und Verarbeitung gehen hier wieder untrennbar ineinander.

Zur Bestimmung der subjektiven Senkrechten setzt man den Patienten auf den Stuhl oder besser Sessel (wegen der seitlichen Begrenzung) und bringt ihn dann, während er die Augen geschlossen hat, langsam **aus** der Senkrechten. Bei intakter subjektiver Senkrechter wird beim Patienten ein Widerstand bemerkbar, wenn ein Neigungswinkel von ca. 45° überschritten wird. Außerdem kommt der Patient bei geschlossenen Augen von selbst genau in die Senkrechte zurück. Im Störungsfall kann der Patient ganz schief sitzen und aber subjektiv den Eindruck haben, senkrecht zu sitzen.

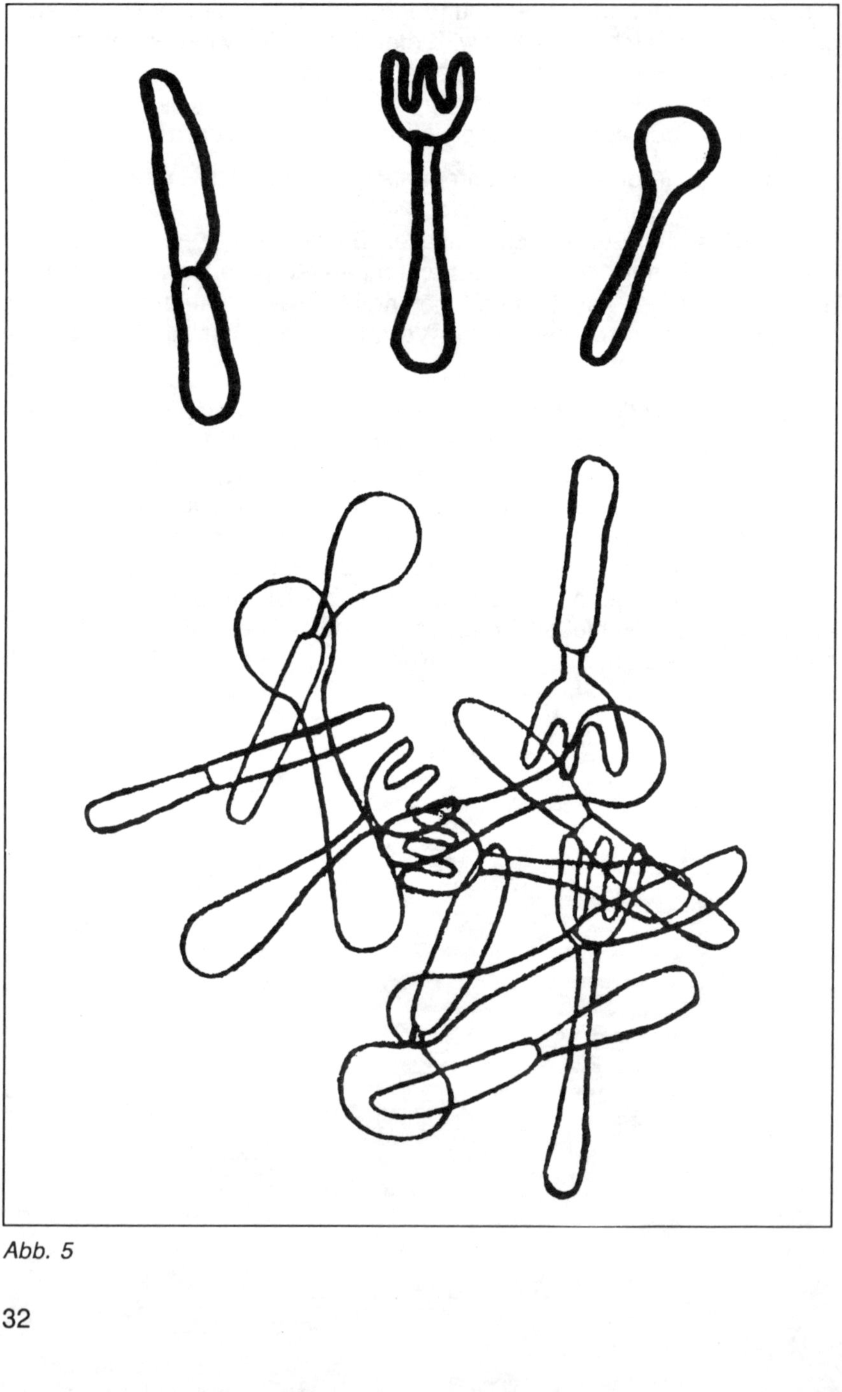

*Abb. 5*

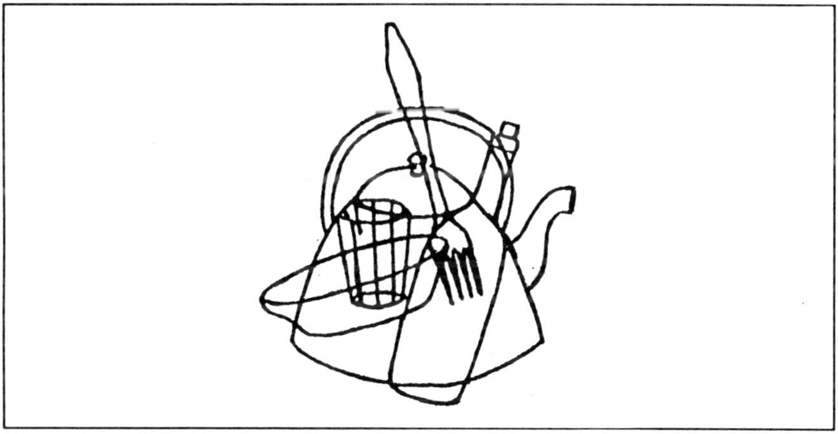

*Abb. 6*
*Welche Gegenstände sind in der Zeichnung enthalten? (nach LURIA)*

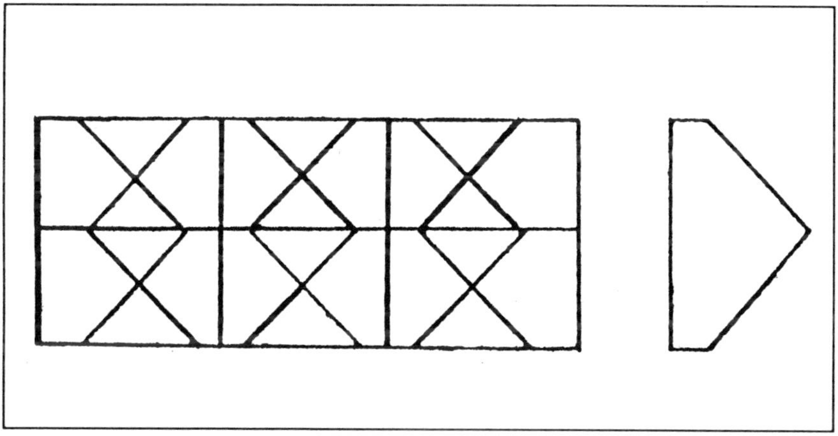

*Abb. 7*
*Wie oft ist die rechts stehende Figur in der komplexen Figur enthalten? (nach LURIA)*

*(Abb. 6+7 aus: TÜLUC Tübinger-Luria-Christensen Neuropsychologische Untersuchungsreihe. Beltz Test Gesellschaft mbH, 1980.)*

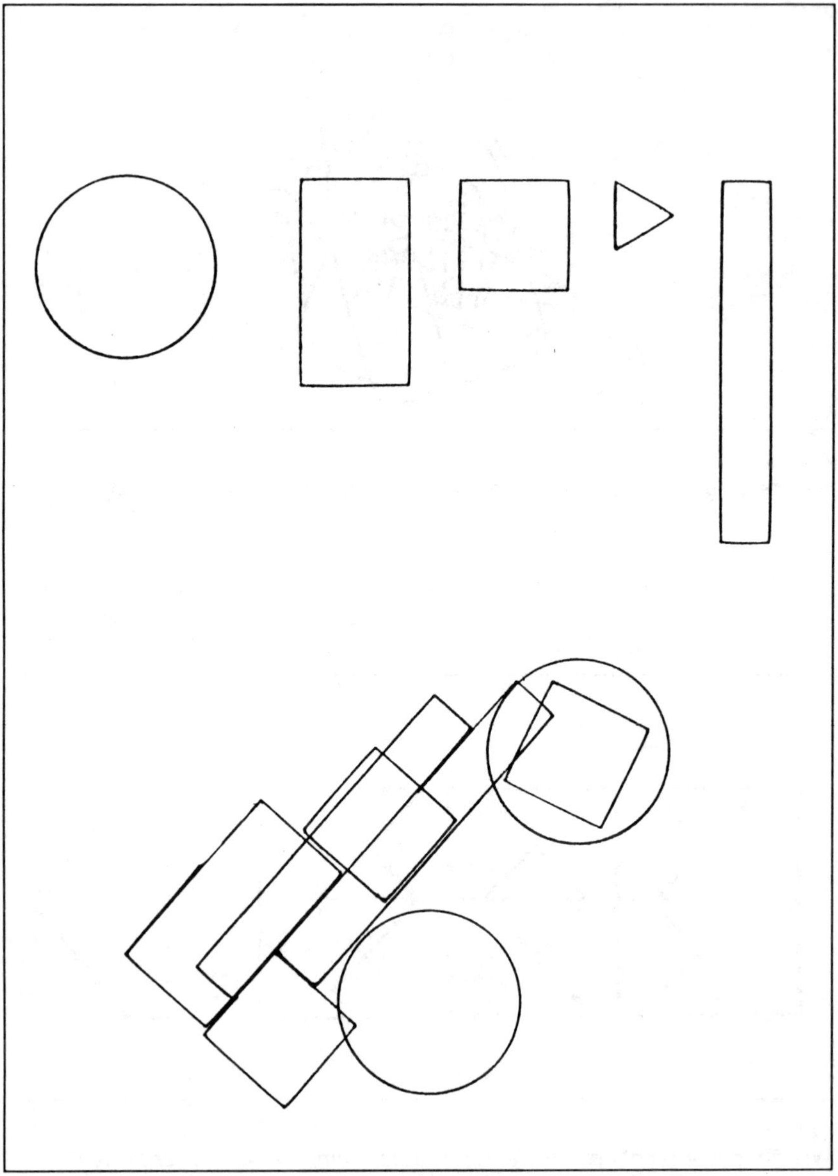

*Abb. 8*
*Welche der oben gezeigten Formen sind wie oft in der komplexen Figur enthalten?*

## 5. Diagnostik des Sequenzierungsprozesses

Wenn man prüfen will, ob oder inwiefern einem bestimmten Symptom oder Symptomenkomplex eine Störung des Sequenzierungsprozesses zugrundeliegt, so wird man zweckmäßigerweise so vorgehen:
Man hat sich zunächst vertraut gemacht mit der Natur des Sequenzierungsprozesses als einem an den meisten Handlungen und kognitiven Vorgängen beteiligten Informationsverarbeitungsprozesses (vgl. WAIS, 1988). Der Sequenzierungsprozeß besteht ja darin, daß in regelhafter Weise Elemente **der Reihe nach** zu einem Ganzen zusammengefügt werden. Man wird folglich zunächst prüfen, inwieweit der betreffende Patient überhaupt Elemente ausgliedern kann aus einem Ganzen. D. h. wir prüfen zunächst die **analytische Diskrimination.** Denn erst wenn man Einzelheiten aus einem Ganzen ausgliedern kann, kann man in regelhafter Weise mit ihnen umgehen. Die analytische Diskrimination beinhaltet die sog. Figur-Grund-„Wahrnehmung", geht aber über diese hinaus, da sie auch die Handlung, also nicht nur die rein passive Wahrnehmung betrifft.

Man kann die analytische Diskriminination zunächst abrufen auf der ganz wahrnehmungsnahen Ebene der visuellen Diskrimination. Das Prinzip, nach dem hierfür Testaufgaben zusammengestellt werden können, zeigt die Abb. 5 – Einfache Zeichnungen von Alltagsgegenständen werden in der oberen Hälfte eines DIN-A-4-Blattes dargeboten. In der unteren Hälfte erscheinen die gleichen Gegenstände, hier aber übereinander gezeichnet. Es bedarf eines analytischen kognitiven Prozesses, um in dem Gewirr von Linien wiederum die Zielgegenstände, die auf der oberen Blatthälfte dargeboten sind, erkennen zu können. – Der Patient muß die Gegenstände nicht benennen, sondern kann durch zeigen oder evtl. durch Nachfahren der entsprechenden Linien anzeigen, was er als zusammenhängenden Gegenstand erkennt.

Der russische Neuropsychologe LURIA hat sich viel beschäftigt mit diesem diskriminativen kognitiven Prozeß und seine entsprechenden Forschungen niedergelegt in dem Buch „Die höheren kortikalen Funktionen des Menschen" (1970). Diesem Buch sowie einer eingedeutschten Version seines diagnostischen Ansatzes durch eine Tübinger Neuropsychologengruppe in der „Tüluc"-Testbatterie (Beltz-Verlag) sind die Zeichnungen in Abb. 6 und 7 entnommen. Jeder kann ähnliche Aufgaben entwerfen für den eigenen Gebrauch.

Auf diesem einfachen Niveau sind auch schwer geschädigte Hirnverletzte nur selten beeinträchtigt. Es genügt deshalb, zu diesem Bereich eine oder zwei Aufgaben vorzulegen. Dann kann man zur nächsten Schwierigkeitsstufe weitersteigen: Nach dem gleichen Prinzip werden jetzt geometrische Formen zuerst getrennt voneinander gezeigt, und sodann wieder übereinander gelegt wie in Abb. 8. – Damit auch hier die Leistung des Patienten sprachunabhängig gehalten wird, legt man neben das Blatt eine Anzahl der gleichen geometrischen Formen. Der Patient soll dann für jede in dem Liniengewirr festgestellte Form eine von den daneben liegenden Formplättchen beiseitelegen. So umgeht man auch die Notwendigkeit, daß der Patient einen Zahlbegriff verwenden muß. – Man kann somit die hier geforderte Leistung ganz unabhängig von einer evtl. Aphasie prüfen. Andererseits wird man finden, daß gerade bei Aphasikern auch die analytische Diskrimination gestört ist.

Eine systematisch ausgearbeitete Variante für diese Art von Untersuchung liegt im „Embedded Figures Test“ vor von Gottschaldt. Dieser Test hat eine lange Tradition in der diagnostischen Psychologie; er wurde dort ursprünglich zur Messung eines bestimmten Persönlichkeitsmerkmals („Feldabhängigkeit“) verwendet. In der Neuropsychologie kann man den Test bzw. Variationen davon einsetzen für die Prüfung der Frage, inwieweit der analytische kognitive Prozeß intakt ist. In der Psychologie gibt es für den Test Auswertungsnormen, die aber für den Zusammenhang der neuropsychologischen Untersuchung nicht gültig sein können. – Für Ergotherapeuten empfiehlt es sich nicht, den Test als Ganzes anzuwenden. Vielmehr sollte man sich anregen lassen durch diesen Test zu einer ähnlichen Serie selbstgefertigter Blätter für den Bereich der diskriminativen Leistungen.

| | |   | | |   | | |   | | |   | | |

*Abb. 9*

u u –   u u –   u u –   u u –

*Abb. 10*
*– = stark; u = schwach*

— u —     — u —     — u —     — u —

*Abb. 11*
*– = stark; u = schwach*

— — u —     — — u —     — — u —

*Abb. 12*
*– = stark; u = schwach*

| | | —     | | | —     | | | —

*Abb. 13*
*I = kurz; – = lang*

Vom Akustischen her können wir die diskrimimativen Leistungen ansprechen durch das Vorklopfen von Rhythmen. dies geht ebenfalls auf eine Anregung von Luria zurück: Die Therapeutin klopft einfach mit einem Gegenstand auf den Tisch einen einfachen Rhythmus wie in Abb. 9 und fragt, wieviel Schläge pro rhythmischer Einheit gehört werden. Man kann diese Rhythmen auch nachklopfen lassen, man bewegt sich aber dann schon im Bereich der motorischen Diskrimination, d. h. man verquickt dann die Frage nach dem Erkennen der kleinsten Einheiten mit der Frage, inwieweit sie in der gleichen Folge reproduziert werden können (was natürlich komplizierter ist).

Weiterhin werden wir feststellen wollen, ob der Patient auch starke und schwache Schläge diskriminieren kann innerhalb eines Rhythmus. Dazu bringt man Rhythmen zu Gehör wie in Abb. 10 oder in Abb. 11. Es geht hier also noch nicht um die Frage, ob der Patient die Sequenz richtig erfaßt oder gar reproduzieren kann. Es geht hier nur um die Frage, ob er aus dem Gehörten bestimmte Aspekte oder Elemente kognitiv ausgliedern kann.

Ein auf der analytischen Diskrimination aufbauender Aspekt des Sequenzierungsprozesses ist die Frage, inwieweit der Patient **motorische** Elemente ausgliedern und zu einer kohärenten Bewegung aneinanderreihen kann. – Wir prüfen damit einen analytischen Aspekt des Körperschemas.

Man beginne mit dem bekannten Fingerspiel, bei dem jeweils der Daumen berührt wird zuerst mit der Fingerspitze des Zeigefingers, dann des Mittelfingers, dann des Ringfingers, schließlich des kleinen Fingers – sodann läßt man die Folge rückwärts durchgehen. Dies mehrmals vor und zurück. Es sollte für beide Hände geprüft werden, sofern beide motorisch intakt sind. Es sollte aber hier nicht geprüft werden, ob der Patient dieses Fingerspiel mit beiden Händen **zugleich** durchführen kann. Dies ist eine Frage nach der Zusammenarbeit zwischen den beiden Hemisphären, die in diesem Zusammenhang nicht interessiert.

Zu diesem Bereich gehört auch folgende diagnostische Aufgabe. Die Therapeutin macht dem Patienten einige sinnfreie Handbewegungen vor, die der Patient nachmachen soll. Die Handbewegungen sind so zu wählen, daß die einzelnen Glieder der Hand möglichst differenziert innerviert werden: z. B. Vorstrecken des kleinen Fingers bei geballter Faust, V-( = Victory)Zeichen mit Zeige- und Mittelfinger, wobei die anderen Finger nach innen gelegt sind, etc.

Auf komplexerem Niveau verlangt man hier vom Patienten – auf verbale Aufforderung oder durch Vormachen – einfache sinnfreie und sinnvolle Bewegungen wie Beineausschütteln, Vogel-Zeigen, Backen-Aufblasen (einzeln und zusammen), mit der Zunge die Lippen kreisförmig Ablecken, etc. – Dieser Teil der Diagnostik enthält also, falls man ihn so ausführlich durchführen will, wie hier beschrieben, eine Prüfung auf ideomotorische Apraxie.

Auf diese Schwierigkeitsstufe gehört auch das **Nachklopfen** von solchen Rhythmen wie oben beschrieben und in Abb. 9 – 11 gezeigt. Um den Rhythmus richtig nachklopfen zu können, muß der Patient ja 1. die einzelnen akustischen Elemente kognitiv herausgegliedert haben – dies wurde ja oben geprüft unter dem Stichwort „Diskrimination“. 2. muß er die Systematik in der Reihenfolge erkennen und 3. diese dann auch noch reproduzieren können. – Man kann hier die gleichen Rhythmen wie oben nehmen, sollte dann aber in der Schwierigkeit noch etwas steigern wie in Abb. 12 und Abb. 13 gezeigt.

Für den visuellen Bereich kann man ebenfalls prüfen, ob der Patient Rhythmen erfaßt und sie reproduzieren kann, indem man ihm solche einfachen Reihen geometrischer Formen zeigt wie in Abb. 14, die er dann fortführen soll.

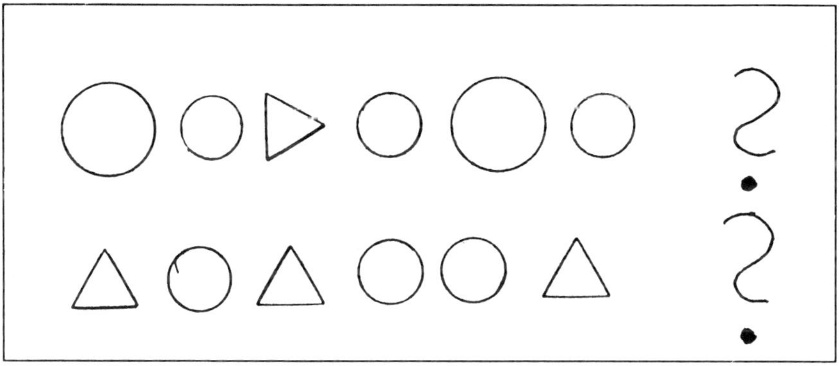

*Abb. 14*
*2 visuelle Rhythmen, die fortzuführen sind*

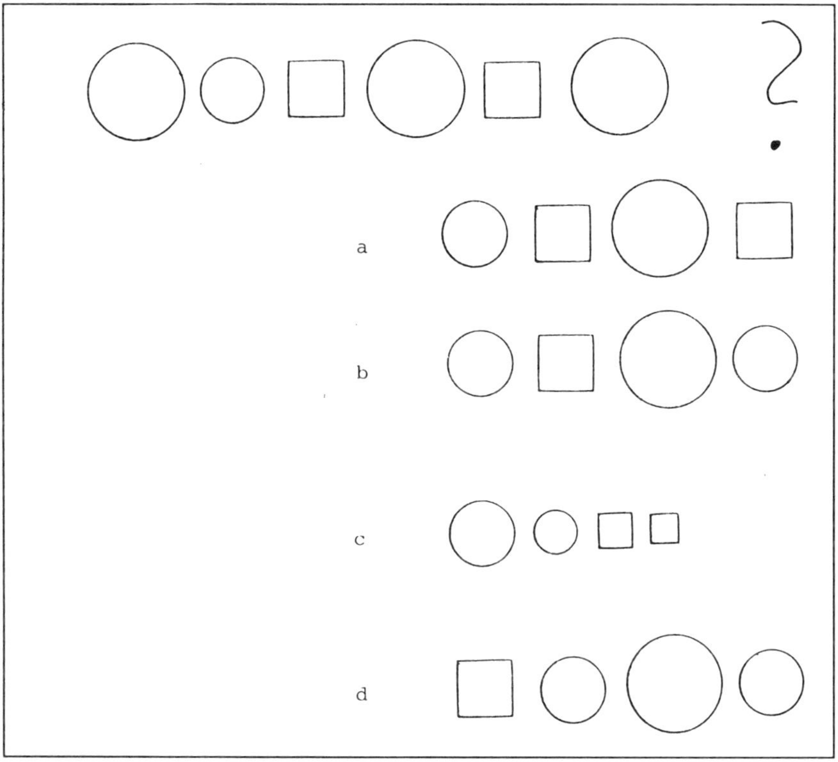


*Abb. 15*
*Welche der Reihen a – d setzt die obere Reihe fort?*

Will man das Erkennen der Reihenfolge getrennt prüfen von der Frage, ob die Reihenfolge rekonstruiert werden kann, so gibt man eine Zielfolge vor und im Sinne des multiple-choice-Verfahrens mehrere Lösungsmöglichkeiten, unter denen dann die richtige herausgefunden werden muß (Abb. 15). – Bei akustischer Vorgabe der Reihenfolge kann man je zwei Rhythmen nacheinander klopfen und diese dann auf gleich/ungleich beurteilen lassen

Für den Bereich der **Sequenzierung** im engeren Sinne des Wortes, verstanden als **Rekonstruktion von Reihenfolgen,** kann man z. B. Fotos oder Zeichnungen einzelner Handlungsschritte aus alltäglichen Handlungsabläufen vorgeben (Kuchenbacken, Hausbauen, etc.). Die einzelnen Fotos können in falscher, unsystematischer Reihenfolge dem Patienten vorgelegt werden und er soll die richtige Reihenfolge herstellen. (Wir erfassen hier also teilweise den Bereich der ideatorischen Apraxie.) – Statt Fotos von Alltagsabläufen kann man auch Fotos oder Zeichnungen von **sozialen** Abläufen nehmen. Hierzu eignen sich z. B. die Vater-Sohn-Geschichten von E. O. PLAUEN, die in jeder Buchhandlung erworben werden können. Man schneidet die einzelnen Zeichnungen auseinander und legt sie in falscher Reihenfolge oder auch unsystematisch verteilt über den Tisch dem Patienten vor, der dann die soziale Sequenz rekonstruieren soll. – Auch in Comics oder anderen Karikaturheften findet man entsprechendes Material (Beispiel Abb. 16).

Benutzt man solches Testmaterial, so muß man sich allerdings vergewissern, daß der Patient die **einzelnen** Zeichnungen richtig interpretiert. Bekanntlich können ja besonders Rechtshirngeschädigte, aber auch Patienten, die noch im Durchgangssyndrom sind, das Problem haben, daß sie den Sinn einer einzelnen Darstellung einer sozialen Situation schon mißdeuten. In diesem Fall kann natürlich auch die Sequenz nicht richtig rekonstruiert werden.

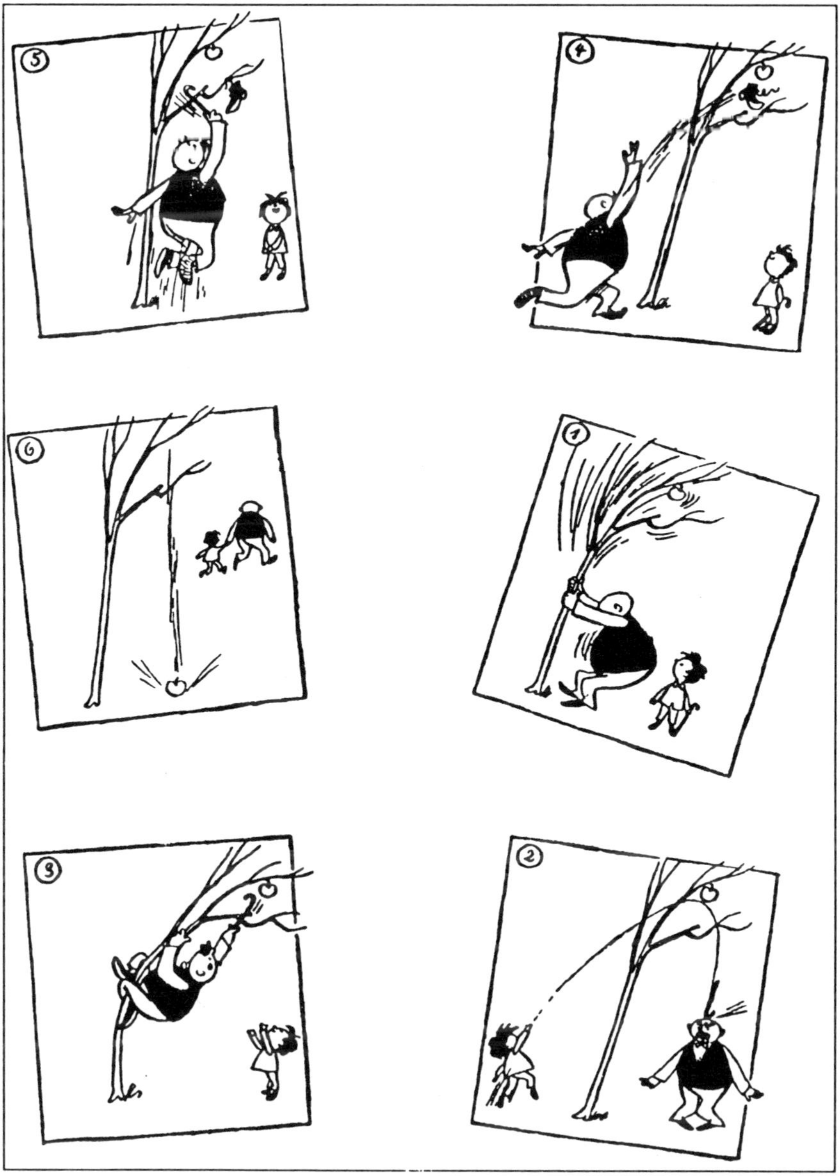

*Abb. 16*
*Aus E. O. PLAUEN, „Vater und Sohn", Gesamtausgabe (C) Südverlag GmbH Konstanz, 1982. Mit Genehmigung der Gesellschaft für Verlagswerte GmbH, Kreuzlingen/Schweiz*

| | | | | | | | |
|---|---|---|---|---|---|---|---|
| 5 | 8 | 11 | 14 | 17 | 20 | ? | |
| 2 | 1 | 3 | 2 | 4 | 3 | 5 | ? |
| 19 | 15 | 11 | 7 | 3 | ? | | |
| 2 | 4 | 8 | 16 | 32 | ? | | |
| 25 | 50 | 48 | 96 | 94 | 188 | ? | |
| 5 | 35 | 42 | 294 | 301 | ? | | |
| 100 | 98 | 49 | 100 | ? | | | |

*Tabelle 1*

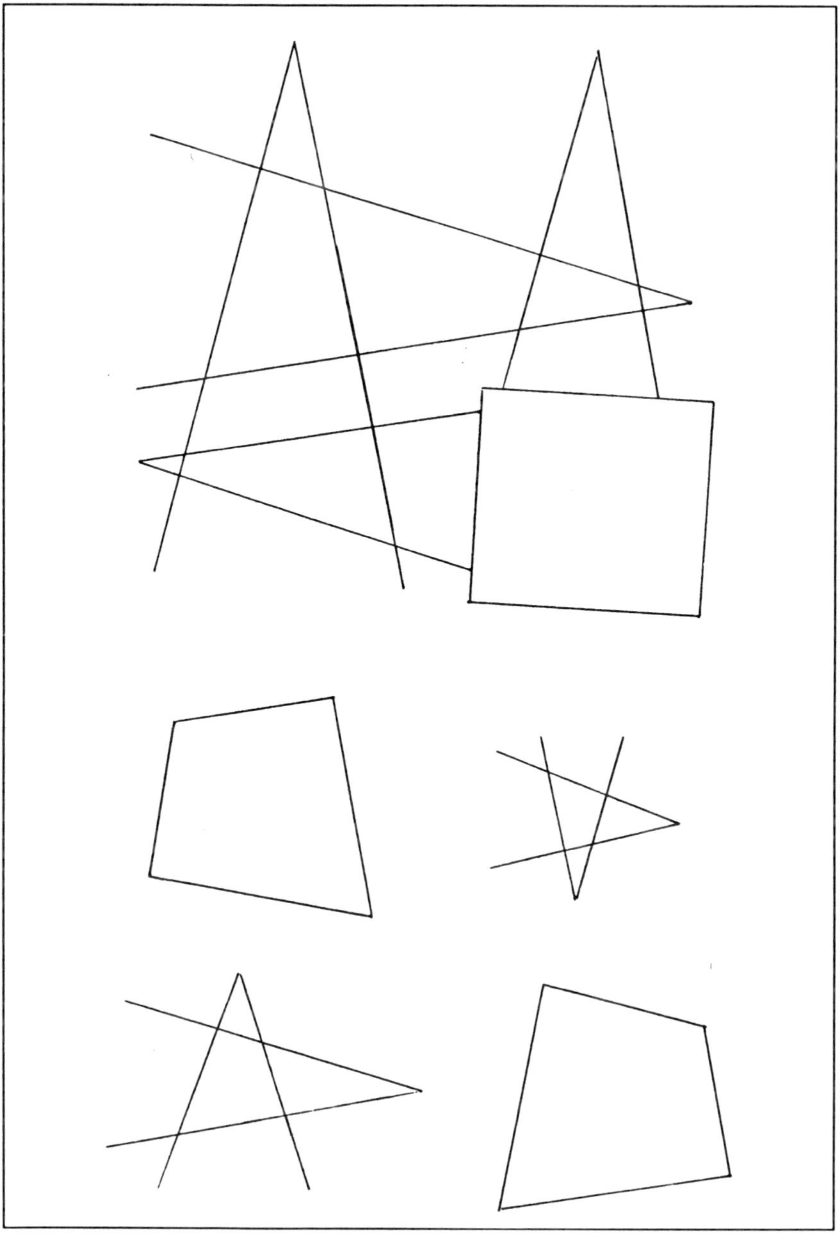

*Abb. 17*

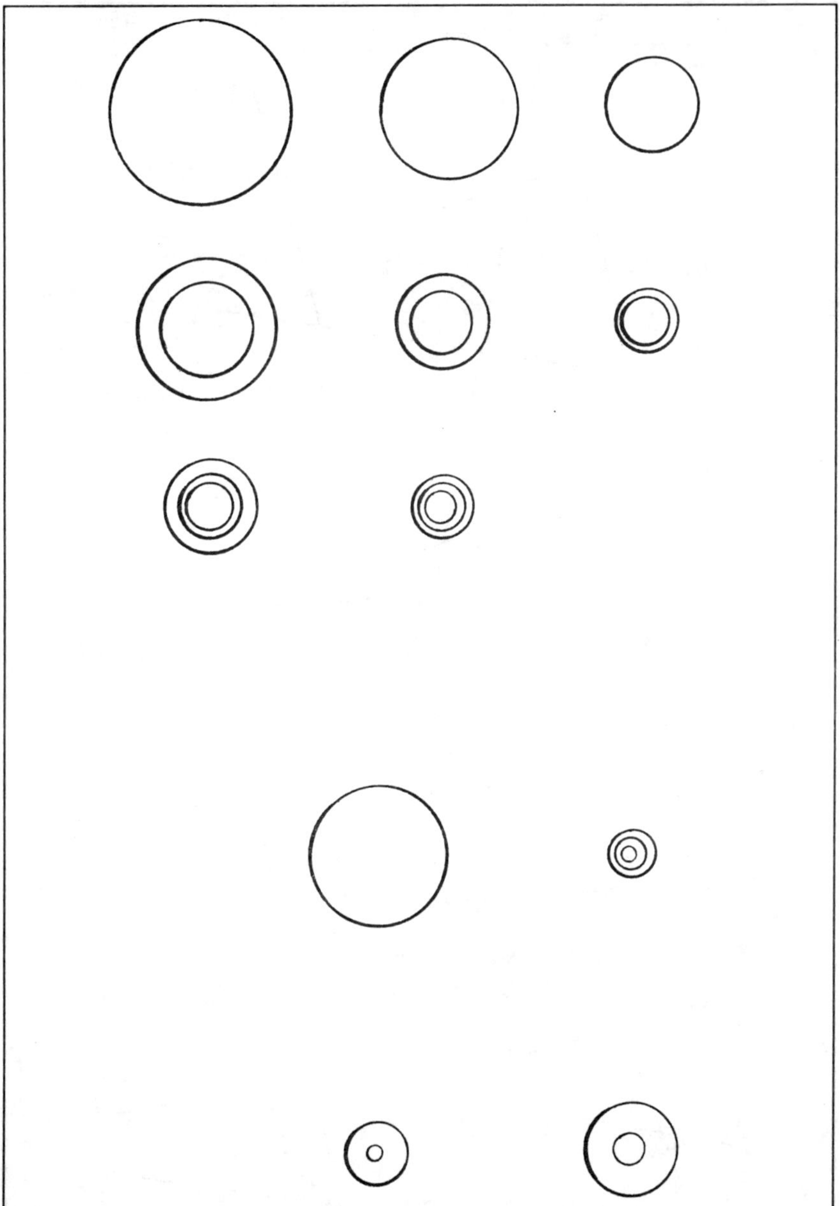

*Abb. 18*

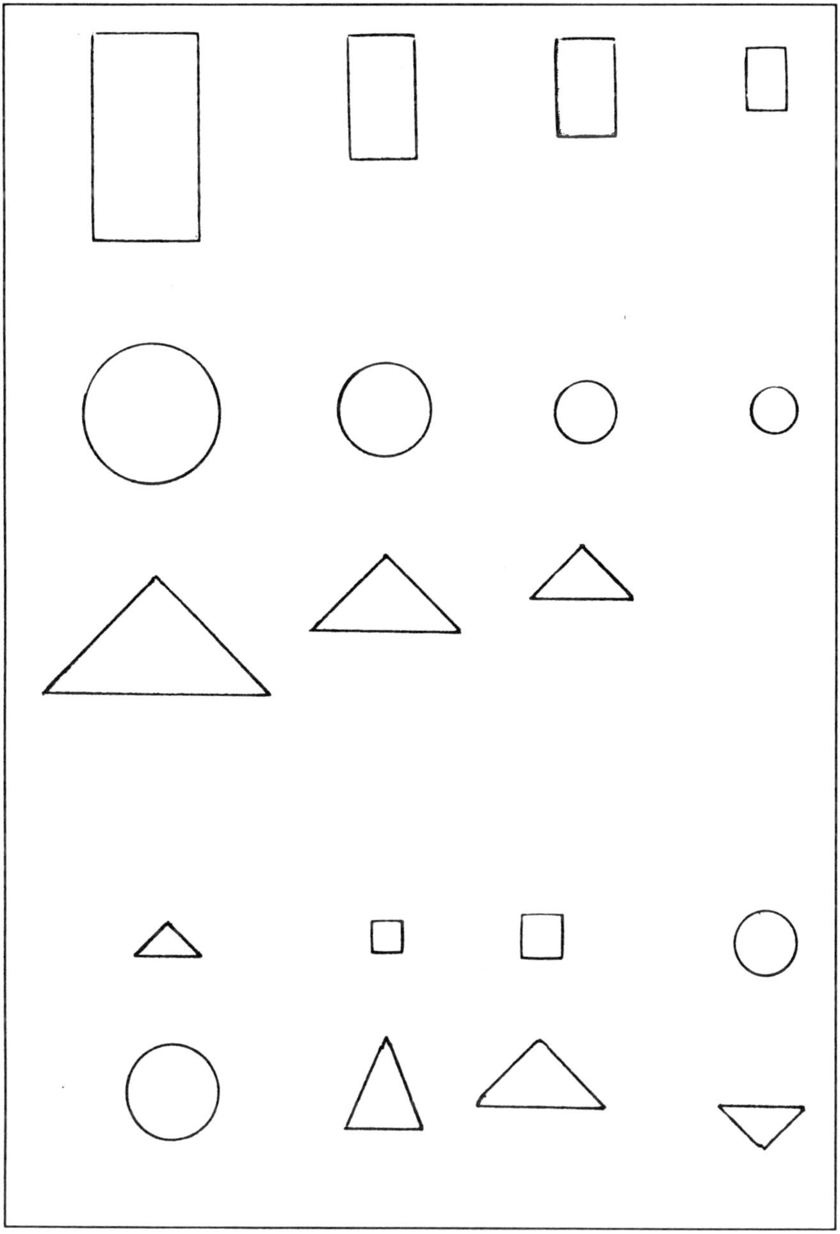

Abb. 19

Jede Art von Arithmetik spricht den Sequenzierungsprozeß an. Rechenaufgaben sind aber im allgemeinen für die experimentierende Diagnostik nicht so sehr geeignet, weil sie noch andere kognitive Prozesse gleichzeitig ansprechen. Versagt der Patient bei den Rechenaufgaben, so kann man zunächst nicht wissen, ob es sich um dem Ausdruck einer Sequenzierungsstörung handelt oder ob eine Verarbeitungsstörung für die räumlichen Aspekte des Rechnens dahinter steht oder ob die Rechenregeln einfach vergessen wurden, oder ob, z. B. im Rahmen einer Aphasie, die Ziffern nicht mit dem zugehörigen Zahlenwert verbunden werden können.

Besser geeignet sind mathematische Reihen. Hier muß man sich zwar auch vergewissern, daß die Aufgabe sprachlich-semantisch bewältigt wird. Aber die Rechenregeln, die für die Lösung der Aufgaben benützt werden müssen, sind sehr einfach. Das Entscheidende bei den mathematischen Reihen ist lediglich die Reihenfolgeregel, so daß man also hier den Sequenzierungsprozeß ziemlich „rein", aber auf einem sehr hohen Niveau der Verarbeitung anspricht. Aufgabenbeispiele enthält Tabelle 1. Man kann alle Schwierigkeitsgrade durchgehen. Die Struktur der Aufgabe ist so, daß die aufeinanderfolgenden Zahlenabstände eine Gesetzmäßigkeit enthalten. Man muß diese Gesetzmäßigkeit herausfinden, dann findet man die nächstfolgende Zahl.

Der Sequenzierungsprozeß wird schließlich auf dem komplexesten Niveau angesprochen, wo es darum geht, **zwei** Reihenfolgeregeln miteinander zu kombinieren. Der unter Psychologen häufig verwendete „Raven Progressive Matrices"-Test und seine verschiedenen Variationen enthalten verschiedene gute Beispiele hierfür. Die Struktur der Aufgabe ist so, daß zwei Sequenzregeln gefunden werden müssen, deren Kombination die Lösung ergibt. Ein Beispiel zeigt Abb. 17. Die möglichen Lösungen gibt man im multiple choice-Verfahren vor. Weitere Beispiele zeigen die Abb. 18 und 19. Der Patient soll jeweils zeigen, welche Lösung die richtige ist.

Im konkreten Fall wird die Therapeutin nicht die ganze Aufgabenliste durchgehen aus diesem Kapitel. Die hier besprochenen Aufgaben sind lediglich Vorschläge, aus denen man sich das Notwendige aussuchen kann. Man kann sie auch abändern.

Es ist sinnvoll, mit diesen oder ähnlichen selbstentworfenen Aufgaben erst einige Erfahrung zu sammeln, bevor man sie im „Ernstfall" einsetzt.

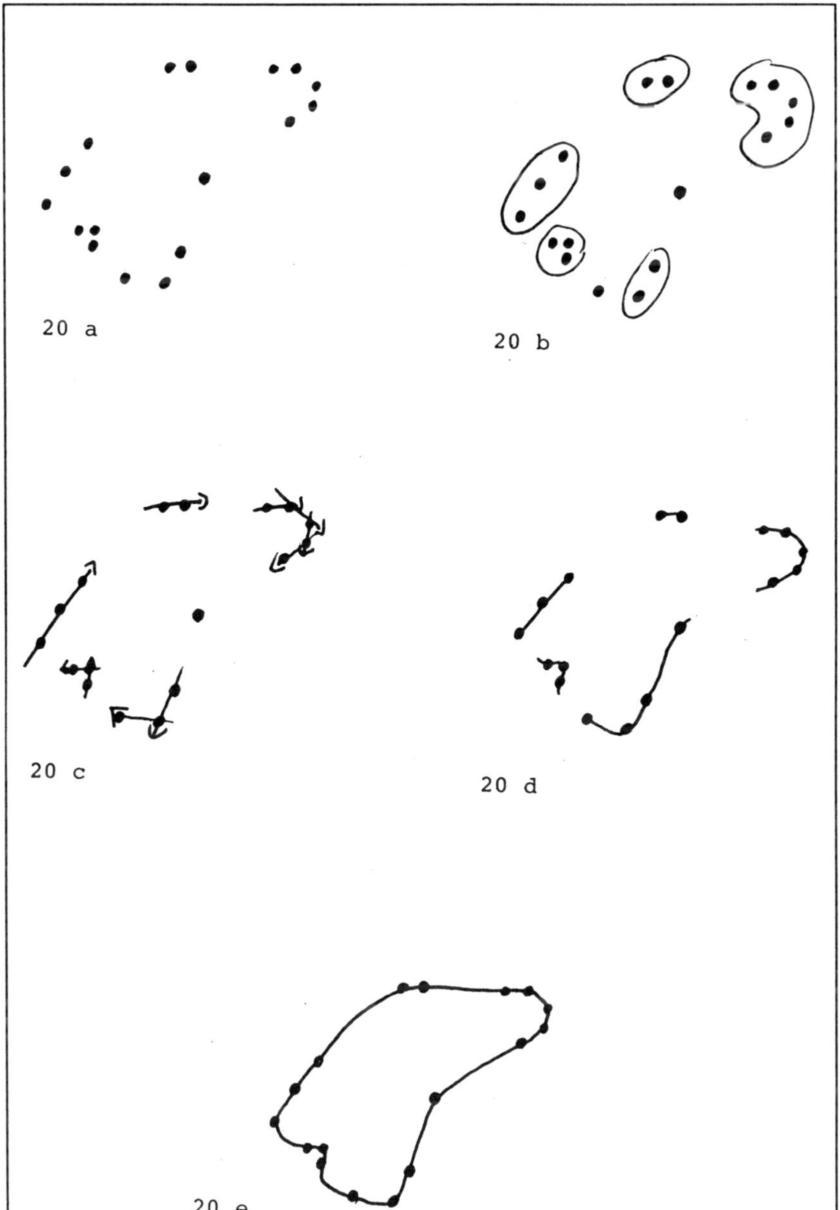


*Abb. 20*

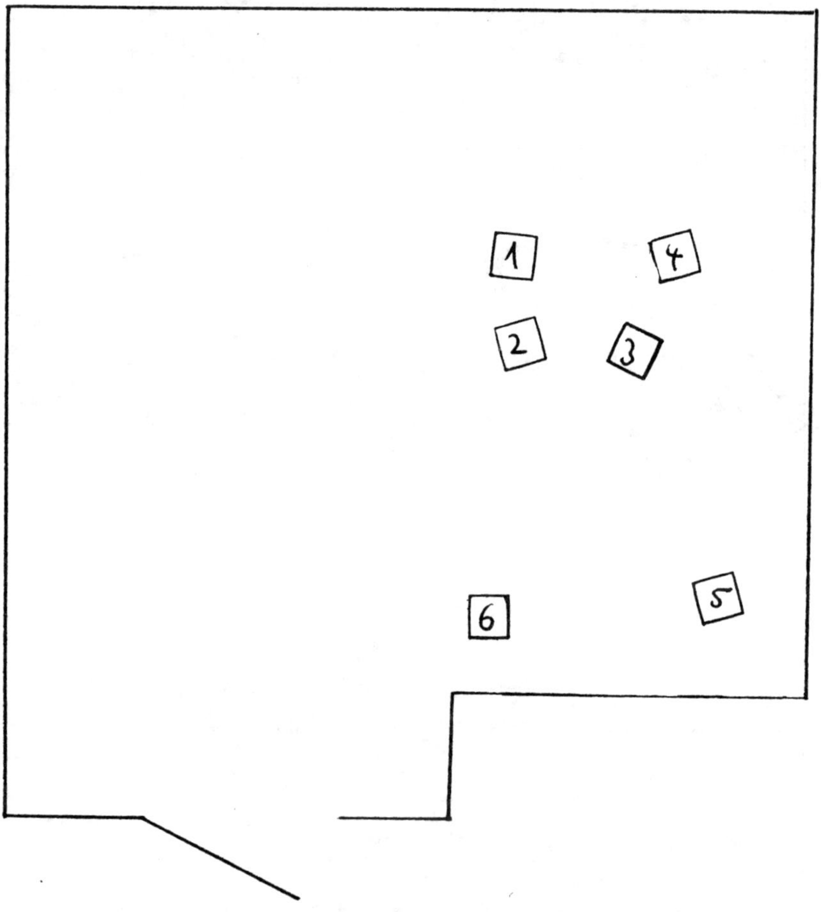


*Abb. 21*

## 6. Diagnostik des Raumrekonstruktionsprozesses

Zwei Gesichtspunkte führen zu einer systematischen experimentierenden Diagnostik für den räumlich-integrativen Verarbeitungsprozeß.

Der Integrationsprozeß, um den es hier geht, verarbeitet bekanntlich die integrationsrelevanten Details **gleichzeitig;** aus ihrem gleichzeitigen Gegeben-Sein erschließt er das Ganze, die Form, die Gestalt. Dies geschieht in fünf Schritten (deren Ausführung allerdings nicht ins Bewußtsein kommt):

a) Das einfachste Integrationsniveau für gleichzeitig gegebene Details besteht darin, daß die Details hinsichtlich ihrer relativen Nähe beurteilt werden. Der „Raumanalysator" kann für die Punktwolke (= Ansammlung von Details) in Abbildung 20a feststellen, welche Punkte einander näher sind als zu anderen. Dies erfordert eine relative Distanzschätzung. Sie erfordert, daß die wahrgenommenen Punkte **gleichzeitig** untereinander berücksichtigt werden. Ein „Sequenzanalysator" würde hier nichts ausrichten können, da die Reihenfolge, in der die Punkte auftauchen oder wahrgenommen werden, nichts über ihre relative Nähe sagt. Diese kann man nur auf der Grundlage ihrer Gleichzeitigkeit beurteilen.

b) Das nächsthöhere Integrationsniveau wird dadurch hergestellt, daß die einzelnen Punkte (Teile, Elemente) als **Gruppe,** d. h. als zusammengehörig beurteilt werden, die zueinander näher sind als die anderen. In Abbildung 20b ist dieser kognitive Vorgang dadurch versinnbildlicht, daß die einander relativ näherstehenden Punkte eingekreist wurden.

   Um ein konkretes Beispiel zu geben, stellen wir uns vor, wir kommen in ein Wohnzimmer (vergleiche Abbildung 21) und werden vom Gastgeber gebeten, Platz zu nehmen. Ohne daß wir es bewußt bemerken und ganz automatisch läuft in uns folgender Vorgang ab: Die Stühle 1, 2, 3 und 4 stehen zueinander näher als zu Stuhl 5 und zu Stuhl 6, die ihrerseits weiter voneinander wegstehen als von den Stühlen 1, 2, 3, oder 4. – Also bilden die Stühle 1 – 4 eine Gruppe. Wenn ich jetzt von dem Gastgeber gebeten werde, mich zu setzen, setze ich mich also auf einen der Stühle in der Stuhl- oder Sitz**gruppe,** da man sich in einer solchen Situation **zusammen**setzt. Im Fall der Störung des Raumrekonstruktionsprozesses kann man es beobachten, daß der Patient sich in solch einer Situation auf den Stuhl 5 oder 6 setzen würde.

c) Das nächste Integrationsniveau ist erreicht, wenn die so gruppierten Details zu **Richtungen** zusammengefaßt werden (Abbildung 20c). Es geht hier nicht darum, daß gedanklich eine gerade Linie gezogen wird zwischen den in Stufe b zusammengruppierten Punkten. Vielmehr muß man den Vorgang dynamischer sehen. Die zusammengehörigen Punkte werden jetzt als Momentaufnahme einer **Bewegung,** eines Entwicklungsverlaufes aufgefaßt. Diese Bewegung, dieser Entwicklungsverlauf werden jetzt erschlossen.

Ein konkretes Beispiel: Jemand photographiert in rascher Folge einen flüchtenden Hasen aus einer größeren Entfernung. Schaue ich mir nachher die Fotos an, so „weiß" ich, welche Richtung (oder Richtungen) der Hase eingeschlagen hat, obwohl ich das ja überhaupt nicht wahrnehmen kann. Wahrnehmen kann ich in diesem Beispiel nur einzelne Ausschnitte, dieser Richtungen. Ich **erschließe** die Richtungen. (Dabei habe ich in einem vorhergehenden Schritt die einzelnen Positionen nach ihrer relativen Nähe beurteilt, und zwar anhand der Abstände zwischen dem Hasen und bestimmten markanten Umgebungspunkten wie Sträuchern, einen Feldweg etc.). Legt man Rechtshirngeschädigten solche Fotos vor, so sind sie oft völlig außerstande, die Richtung herauszufinden, einzuzeichnen, oder sonstwie auf einem Blatt zu markieren, in die der Hase geflohen ist. Dies hat hier nichts mit der Sequenzierungsstörung zu tun. Durch die experimentierende Diagnostik, wie sie weiter unten in diesem Kapitel beschrieben wird, läßt sich herausfinden, daß es hier um die Schwierigkeiten geht, die einzelnen Bewegungsausschnitte gegenseitig zu Richtungen zu integrieren.

Im weiteren Sinn haben wir es mit demselben kognitiven Prozeß zu tun, wenn wir sagen „wenn das so weitergeht . . .". Wir haben dann bestimmte Ereignisse, z. B. aus dem politischen Leben zu einer Entwicklungsrichtung zusammengefaßt. Wir haben eine Art von rotem Faden gefunden, der „hinter" einer bestimten Gruppe von Ereignissen steht.

Hier taucht nun etwas auf, was ein großes Problem des Raumrekonstruktionsprozesses ist und zu großen Schwierigkeiten in der Therapie mit Rechtshirngeschädigten führen kann: Die Zusammenfassung der gruppierten Einzelheiten zu Richtungen (und dann auf Stufe d der Richtungen zu Kurven und auf Stufe e der Kurven zu Gestalten) ist selten eindeutig. Das heißt, man könnte oft auch andere Richtungen aus denselben Punkteanordnungen erschließen. Bestimmte politische Ereignisse sind für den einen ein klarer Hinweis darauf, daß die Republik bald zugrunde geht; dieselben Ereignisse, mit einigen anderen Sachverhalten zusammen geschaut, können für einen anderen bedeuten, daß man politisch endlich freiheitlicher und toleranter wird. Hier sind zwei verschiedene Entwicklungsrichtungen erschlossen worden – teilweise aus den denselben Detailgruppierungen.

Deshalb geht man in der Therapie der Rechtshirngeschädigten anders herum vor: Man gibt das fertige Ganze vor, weil es eindeutig ist und zerlegt es mit dem Patienten zusammen in die fünf Integrationsstufen **rückwärts** (zur Therapie vergleiche WAIS/KÖSTER-WAIS, 1986 und WAIS 1988).

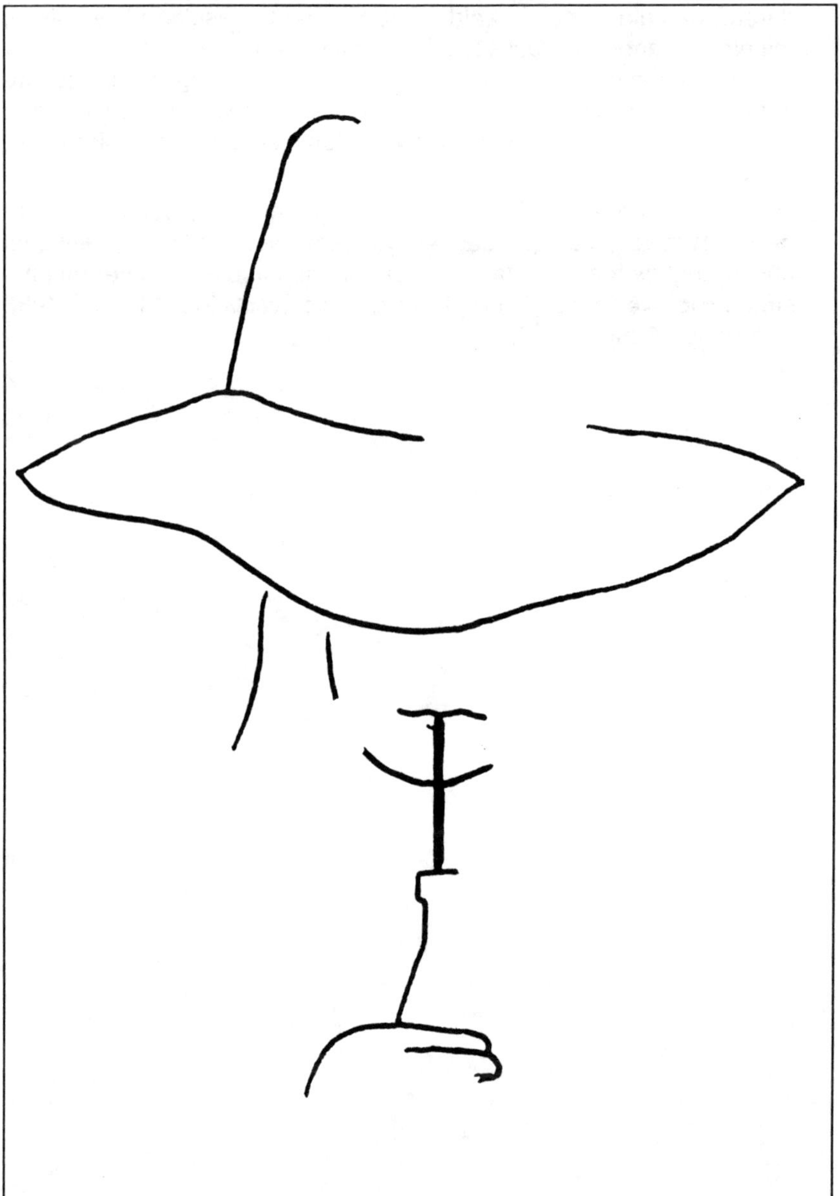

*Abb. 22*

d) Das vierte Integrationsniveau ist die Zusammenfassung der Richtungen zu Kurven. Die Kurve ist eine Integration von Richtungen. So besteht die Kurve in Abb. 20d aus den Richtungen der Abb. 20c. Der Hase, der übers Feld flüchtet, ist, zusammenfassend gesehen, eine bestimmte Kurve gelaufen.

   Ein Sonderfall der Kurve ist der Winkel. Er stellt eine Integration aus nur zwei Richtungen dar. Deren Näheverhältnis ist der Winkel. Bekanntlich haben Rechtshirngeschädigte die größten Schwierigkeiten, Winkel richtig zu analysieren und wiederzugeben.

e) Auf dem letzten Integrationsniveau werden die Kurven zusammengefaßt zu geschlossenen Formen, Ganzheiten oder Gestalten. Im einfachen Fall, der ja auch bei Rechtshirngeschädigten meist nicht gestört ist, ist die fertige Gestalt wahrnehmbar (Abb. 20e). Im schwierigeren Fall sind nur Ansammlungen von Kurven und Richtungen wahrnehmbar, die Ganzheit muß **erschlossen** werden (Abb. 22).

Nun wirkt diese Auflösung des raumintegrativen Prozesses zunächst recht kompliziert. Man mache sich aber klar, daß der Sequenzierungsprozeß, besonders in seiner Anwendung als Sprachanalyse, noch wesentlich komplizierter ist. Auch in der Sprachrekonstruktion hat man zunächst (akustische) Einzelheiten vor sich, die man gruppiert, zusammenordnet, und in immer höhere linguistische Integrationsstufen zusammenfaßt. Nur geschieht dies im Fall der Sprachrekonstruktion nach dem Gesichtspunkt der Reihenfolge und ihren Gesetzmäßigkeiten, während es im Fall der Raumrekonstruktion nach dem Gesichtspunkt der relativen Nähe abläuft.

Diese fünf Analysestufen folgen logisch aufeinander. Sie stellen aber keine Hierarchie dar, d. h. es ist weder für den Gesunden noch für den Rechtshirngeschädigten die Stufe a nicht unbedingt leichter als die Stufe c. Die Integration von Gruppierungen zu Richtungen muß nicht leichter sein als die Integration von Kurven zu Gestalten. Dieser Rekonstruktionsvorgang kann auf allen fünf Stufen gestört sein oder nur auf einer oder zwei Stufen. Und man kann nicht erwarten, daß der Patient, der die relative Nähe nicht richtig beurteilen kann, notwendigerweise dann auch nicht den Gesamtzusammenhang zur Gestalt findet. Dies ist nur dann zu erwarten, wenn eine Aufgabe so angelegt ist, daß der Patient tatsächlich alle fünf Stufen durchlaufen muß. – In der Praxis, im Alltag ist es so, daß der im Prinzip fünf Stufen umfassende Integrationsprozeß nicht als Ganzes, sondern nur auf einer oder zwei Stufen gefordert ist. Im Beispiel der Stufe b, wo es um die Zusammengehörigkeit der Stühle ging, endet der Prozeß auf der zweiten Stufe. Oder im Beispiel der Fragmentzeichnung in Abbildung 22 ist nur die letzte Stufe gefordert.

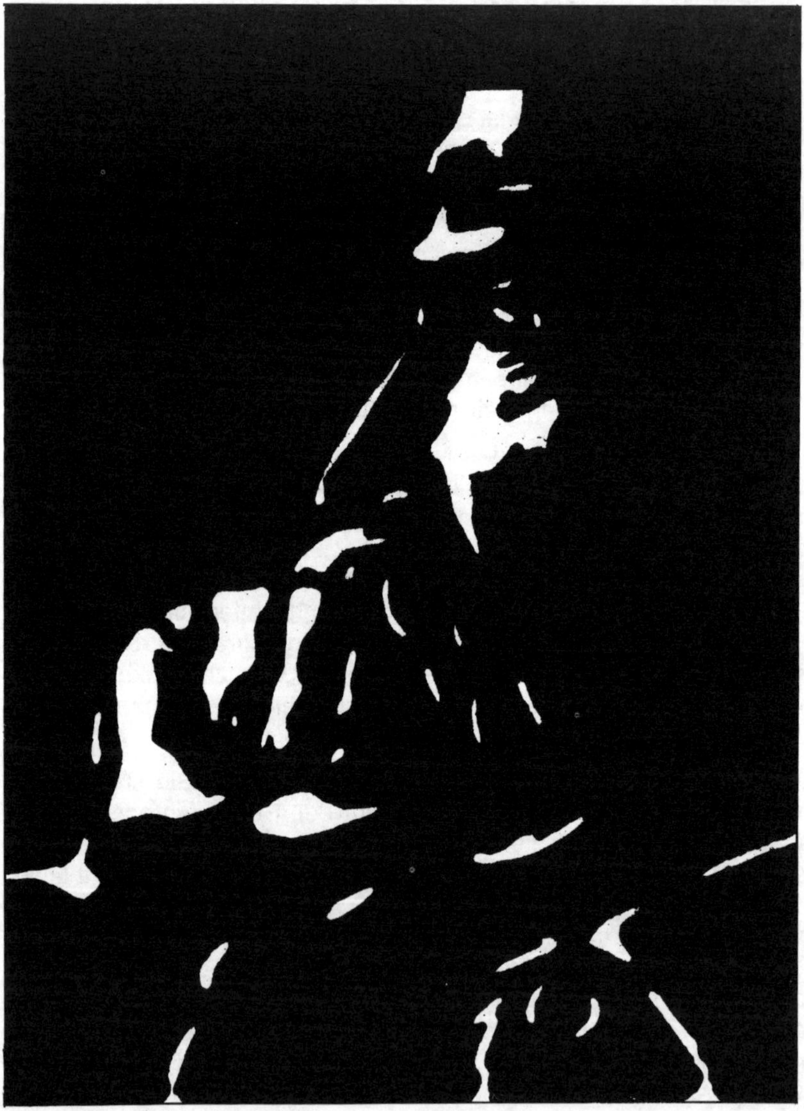

*Abb. 23*
*TÜLUC Tübinger-Luria-Christensen*
*Neuropsychologische Untersuchungsreihe. Beltz Test Gesellschaft mbH, 1980)*

**Schema zur Diagnostik der Raumanalysestörung**

| Analysestufen | Wahrnehmung | Reproduktion des Wahrgenommenen | Extrapolation | handelnde Rekonstruktion des Ganzen |
|---|---|---|---|---|
| relative Nähe | 1 Beurteilung der relativen Nähe | 6 Herstellen von Punktwolken | 11 Welche Punkte sind einander näher | 16 Teile in unterschiedlicher Nähe anordnen |
| Gruppierung | 2 Vergleich von Teile-gruppierungen | 7 Reproduzieren von Gruppie-rungswolken | 12 Welche Punkte bilden eine Gruppe | 17 Gruppieren mit Anker |
| Richtung | 3 Richtungsverläufe vergl. | 8 Reproduzieren von Richtungen | 13 MC: Zuordnung Richtung zu Gruppierung | 18 In Gruppierungen Richtungen einzeichnen |
| Kurve | 4 Kurvenverläufe vergl. | 9 Kurven abzeich- mit und ohne Wendepunkt | 14 MC: Weiter-führung von Kurven | 19 Kurvenverläufe und Winkel aufgreifen |
| Zusammenschluß | 5 geschlossene Formen vergl. | 10 Abzeichnen ohne Markierungs-hilfen | 15 MC: Teil-Ganzes-Zuordnung | 20 Rekonstruktion mit Markierungshilfen (GAT) |
| | Stufe 1 | Stufe 2 | Stufe 3 | Stufe 4 |

*Tab. 2*

**Zunehmende Lateralisierung** →

Um nun zu einer systematischen Diagnostik dieser Sachverhalte zu kommen, nehmen wir noch einen zweiten Gesichtspunkt hinzu: Der Raumrekonstruktionsprozeß ist je nach der Struktur der Aufgabe unterschiedlich lateralisiert. Hinsichtlich der reinen Wahrnehmung der Teile oder der Ganzheiten besteht nahezu kein Hemisphärenunterschied. Beide Hemisphären können Kurven als Kurven wahrnehmen, Formen als Formen.

Eine erste Differenzierung zwischen den Hemisphären finden wir, wenn wir das Wahrgenommene reproduzieren lassen: Wenn Hirngeschädigte Formen oder Kurven oder Richtungen oder Details abzeichnen sollen oder wenn sie Formen zeichnen sollen, die sie „im Kopf" haben (Fahrrad, Trapez, etc.), schneiden Rechtshirngeschädigte im Durchschnitt schlechter ab als Linkshirngeschädigte.

Mit einem großen Sprung sehr deutlich wird ein Hemisphärenunterschied dann, wenn wir Unfertiges kognitiv erschließen lassen. Es ist einem Rechtshirngeschädigten kaum möglich, in der Abbildung 23 einen männlichen Kopf im Profil zu erkennen, der in einer nachdenklichen Geste am Mund gestützt wird. Linkshirngeschädigte haben hier nicht mehr Schwierigkeiten als Gesunde.

Gehen wir noch einen Schritt weiter und lassen jetzt die räumlichen Verhältnisse handelnd – zeichnend, konstruierend – rekonstruieren, so finden wir hier den deutlichsten Hemisphärenunterschied.

Bringen wir nun beide Gesichtspunkte – den des fünfstufigen Integrationsprozesses und den der zunehmenden Lateralisierung bei zunehmender Aktivität der Raumanalyse – zusammen, so gelangen wir zu der in Tabelle 2 dargestellten diagnostischen Systematik. Die Stufen 1 – 4 sind dann die Lateralisierungsstufen bzw. Stufen zunehmender Schwierigkeiten für Rechtshirngeschädigte. Die Schwierigkeitszunahme entsteht dadurch, daß die rechte Hemisphäre mit ihrer Spezialisierung immer ausschließlicher angesprochen ist. Die Leistungen auf Stufe 1 können von beiden Hemisphären etwa gleich gut erbracht werden (mit Ausnahme vielleicht der Wahrnehmung ganz komplizierter Formen und Gebilde, z. B. aus der Kunst).

Die Leistungen der Stufe 4 können nur von den Gesunden und den Linkshirngeschädigten erbracht werden (eine normale Hemisphärenspezialisierung vorausgesetzt). – Man kann die Schwierigkeitsstufung dadurch begründet sehen, daß immer höhere Grade an Bewußtheit verlangt werden. Die rein passive Wahrnehmung von Details oder Formen erfordert keine Bewußtheit, sie läuft automatisch und meist unkompliziert ab, auch bei Hirngeschädigten. – Es ist dann schon ein gewisses höheres Bewußtseinsniveau nötig, wenn man das Wahrgenommene abzeichnen oder nachbauen will. Andererseits sind die entsprechenden Abläufe oft auch automatisiert, so daß im allgemeinen die abzuzeichnende Form in ihren räumlichen Aspekten gar nicht analysiert zu werden braucht, wenn man sie reproduzieren will. Wenn man ein Trapez, ein Haus zeichnet, dann hat man das „drin". Erst bei ungewöhnlicheren Formen ist hier eine bewußte Formanalyse nötig. Die erschließende, extrapolative Leistung der Stufe 3 verlangt eine noch höhere Bewußtheit, denn um eine Richtung, eine Kurve weiterzudenken, bedarf es eben des räumlichen Denkens und gedanklichen Ausprobierens. Man möge sich z. B. selbst beobachten, wie man mit einer Zeichnung wie in Abbildung 23 umgeht, um zum Ergebnis zu kommen. Man geht sehr bewußt damit um.

Schließlich ist, besonders bei Rechtshirngeschädigten, ein sehr hohes und damit auch sehr störanfälliges kognitives Bewußtheitsniveau erforderlich, wenn man Ganzheiten kognitiv aktiv zerlegen muß, damit sie handelnd rekonstruiert werden können. Um z. B. eine räumliche Umwegaufgabe lösen zu können, wie in Abbildung 24 bedarf es eines ganz bewußten Zerlegens der vorgegebenen Situation in ihre räumlichen Aspekte (Abstände, Richtungen, Kurven, mögliche Wege), bis das fertige Ganze, nämlich eine Art Lageskizze, in die der erforderliche Umweg eingezeichnet ist, auf die vorgegebene Zeichnung übertragen ist. Und besonders da, wo wir die räumliche Analyse dadurch herausfordern, daß wir **Markierungshilfen,** Fixpunkte vorgeben, von denen aus die räumliche Struktur aufgebrochen werden und an denen sie festgemacht, auf die sie bezogen werden muß, verlangen wir ein höchstes Maß an bewußter Raumanalyse und finden deshalb, daß Rechtshirngeschädigte hier am stärksten gestört sind.

Nun wird man im konkreten Fall, wenn man also bei einem Patienten mit verschiedenen Apraxien herausfinden möchte, inwiefern eine Störung des Raumrekonstruktionsprozesses eine Rolle spielt und auf welcher Stufe, das Schema – es ergeben sich ja zwanzig verschiedene Aufgabenstufen – nicht von vorne bis hinten durchgehen. Das wäre akademisch und außerdem langweilig und ermüdend. In der Praxis fängt man **hinten** an, mit Aufgaben der Gruppe 20, weil dieser Aufgabentyp – es handelt sich im wesentlichen um den „Gailinger Abzeichentest" (s. u.) – den fraglichen Integrationsprozeß in allen Analysenstufen und auf dem höchsten Schwierigkeitsniveau zusammenfassend anspricht. Werden hierbei keine Fehler gemacht, kann mit an Sicherheit grenzender

Wahrscheinlichkeit von einem intakten Raumrekonstruktionsprozeß ausgegangen werden, und man muß dann die Gründe für die apraktischen Störungen anderweitig suchen. Werden Fehler gemacht, so geht man im Schema kursorisch zurück, d. h. man nimmt jetzt Aufgaben der Gruppe 19, dann 18, dann 17, etc., bis keine Schwierigkeiten mehr zu finden sind. In der Praxis wird man einen Schwierigkeitssprung finden beim Rückwärtsgehen von Gruppe 11 nach Gruppe 10. Das heißt über Gruppe 10 rückwärts haben Rechtshirngeschädigte oft kaum mehr große Probleme. Nur ganz schwer und akut Hirngeschädigte haben auch noch beim Nachzeichnen einfacher Formen oder dann auch bei Multiple-Choice-Aufgaben Probleme (Gruppe 5 – 1). Es dürfte sinnvoll sein, mit einigen Patienten, die sich freiwillig dafür zur Verfügung stellen, das ganze Schema rückwärts durchzugehen, damit man es ins Gefühl bekommt. Hat man Erfahrung damit, kann man sehr gezielt einzelne Aufgabengruppen herausgreifen, um die Struktur der Störung genau zu erfassen. Dies wiederum ist wichtig, um das Symptom zu verstehen, um sich eine Modellvorstellung davon machen zu können, wie diese spezielle Störung des Raumrekonstruktionsprozesses ineinandergreift mit anderen Schwierigkeiten – zum Beispiel Störungen der Merkfähigkeit oder eigentlichen Wahrnehmungsstörungen, Gesichtsfeldstörungen usw. Ein solches Symptomverstehen wiederum ist Voraussetzung für eine gezielte Therapie.

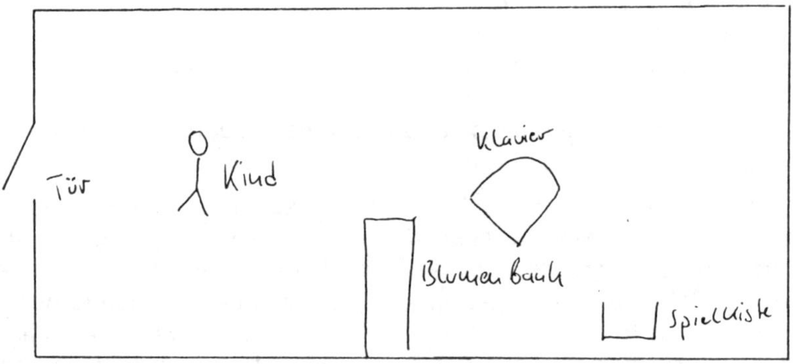


*Abb. 24*
*Umwegaufgabe für Patienten mit Raumanalysestörung: Zeichnen Sie den Weg ein, den das Kind gehen kann, um zur Spielkiste zu gelangen*

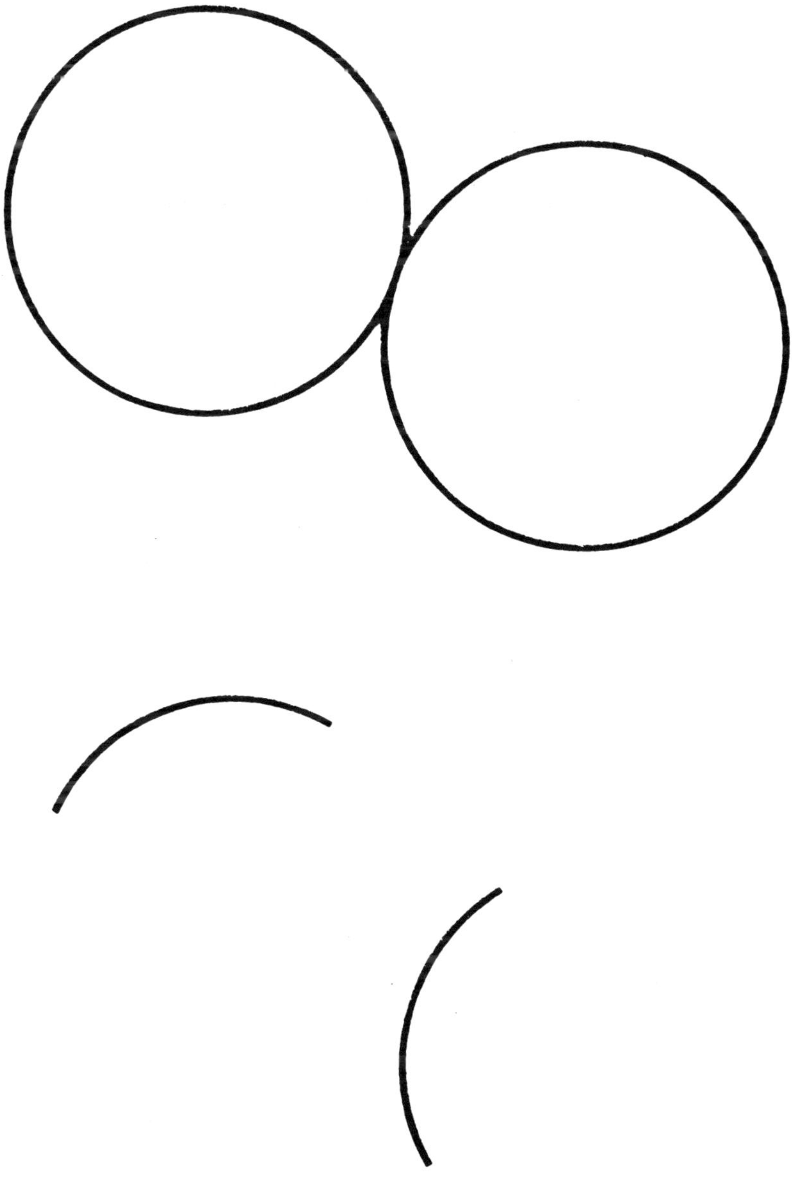

Abb. 25

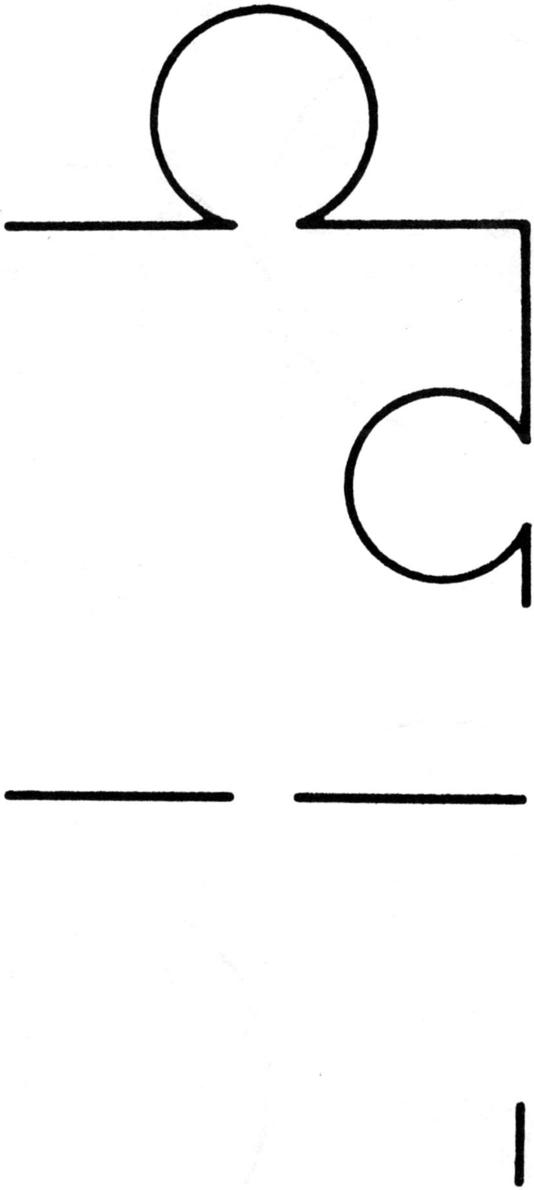



*Abb. 26*

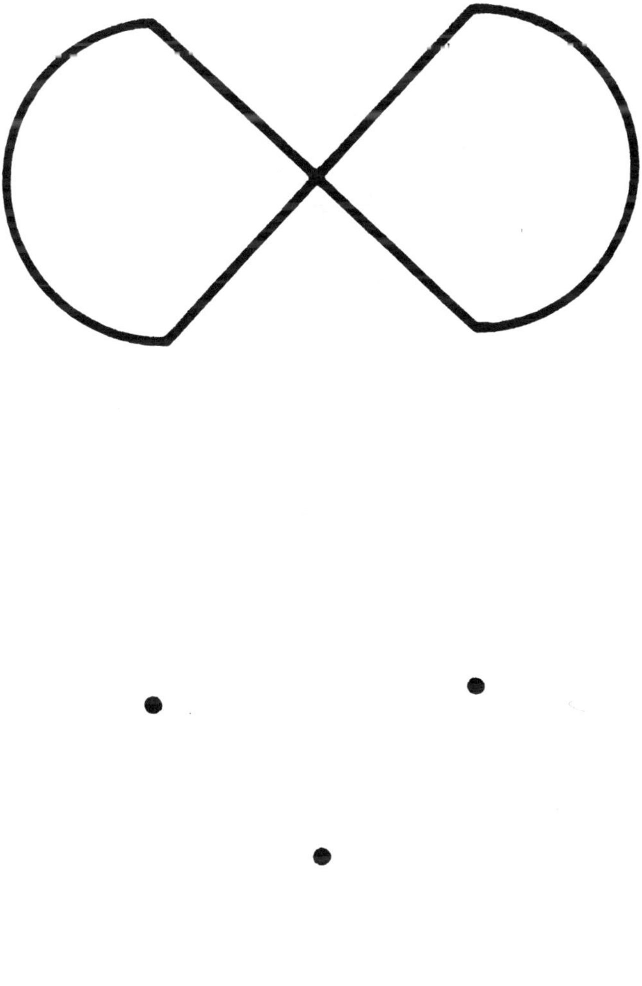

*Abb. 27*

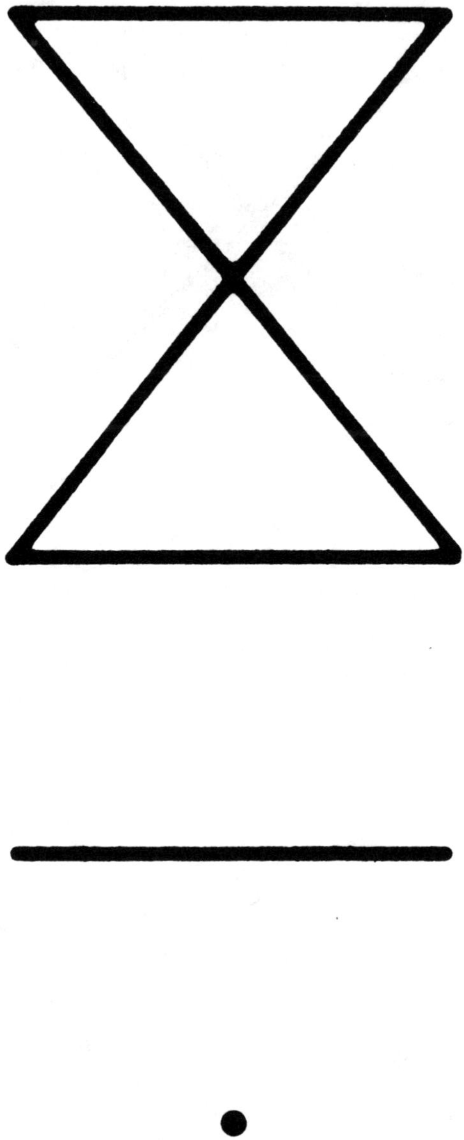

*Abb. 28*

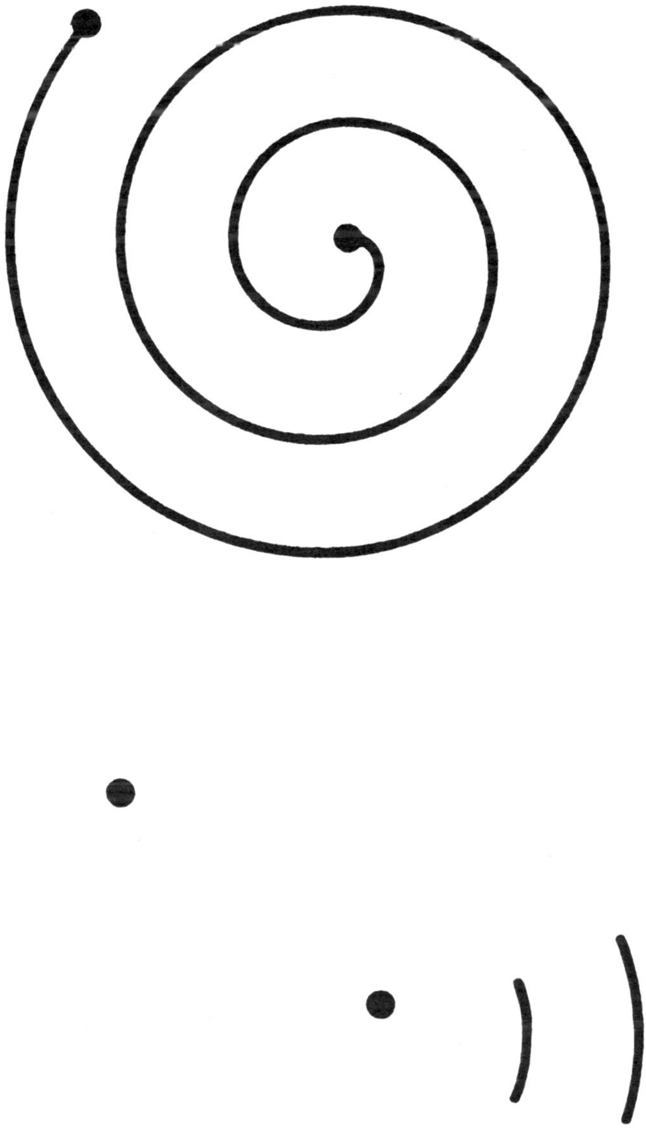

*Abb. 29*

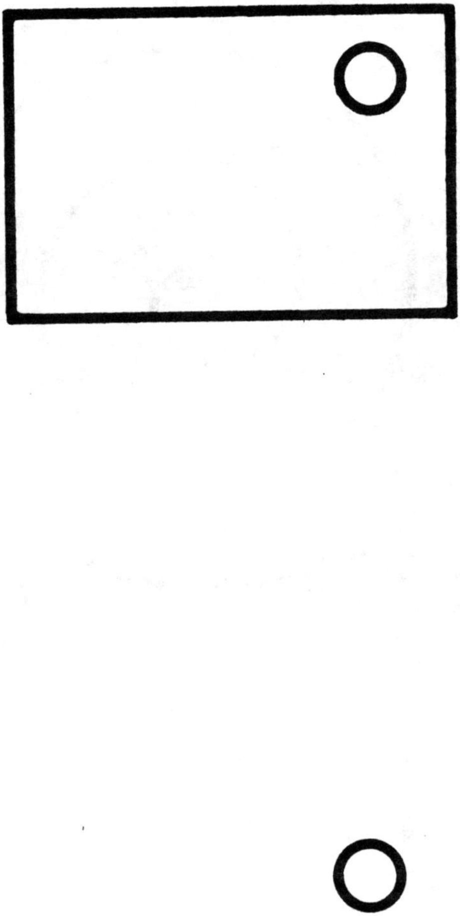



Abb. 30

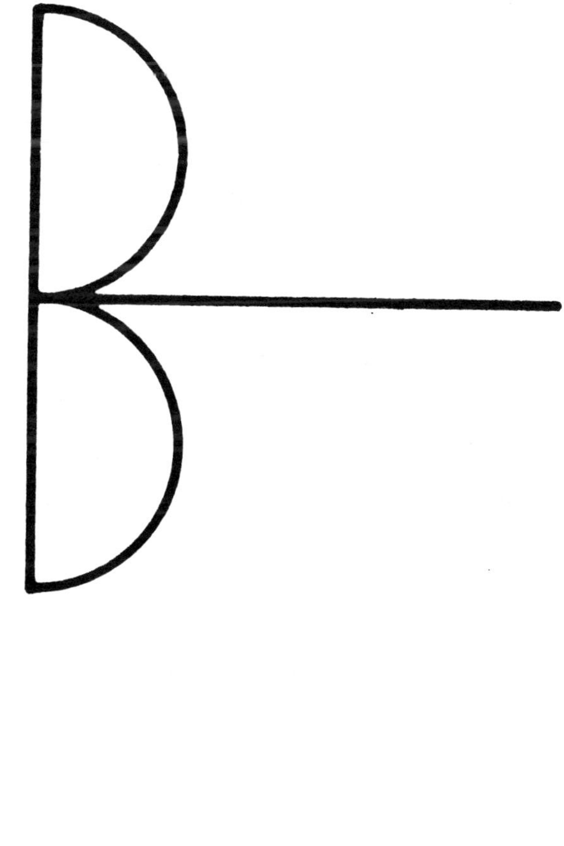

*Abb. 31*

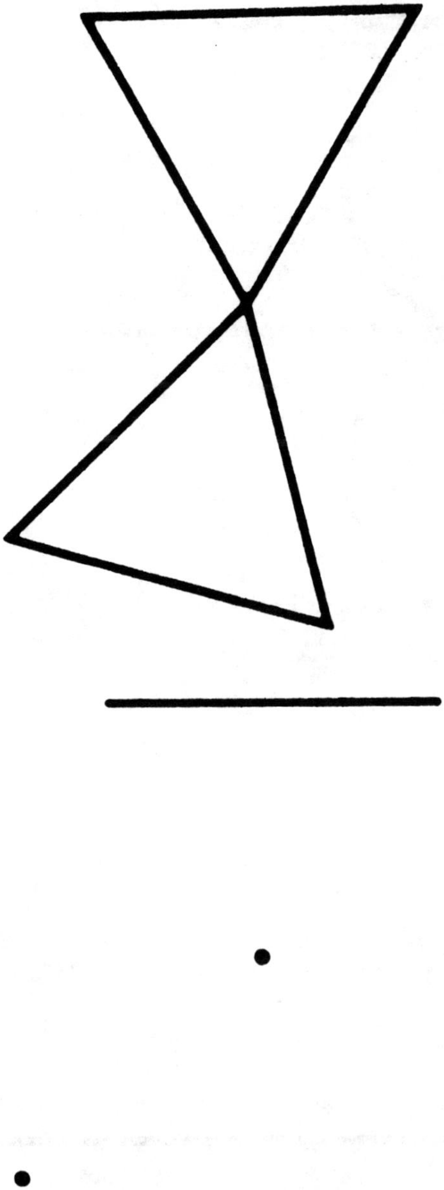



Abb. 32

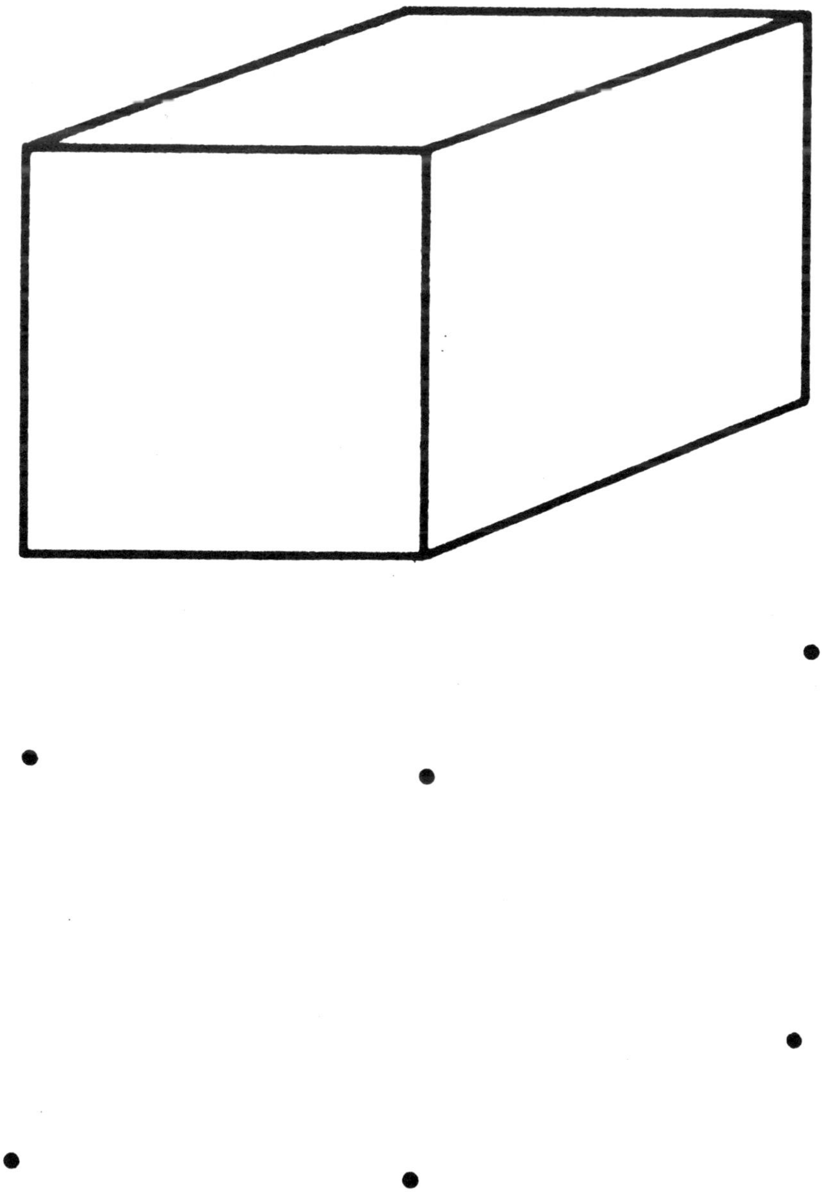

Abb. 33

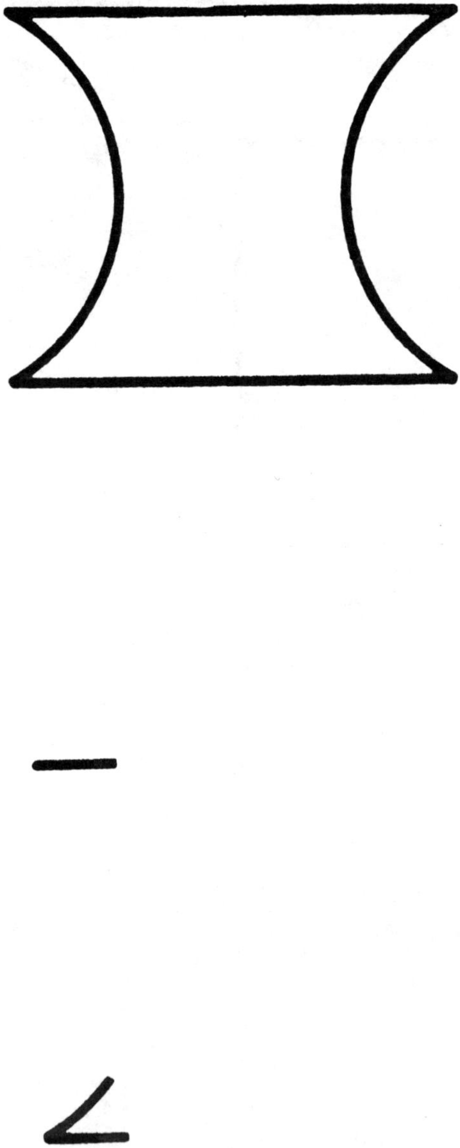



*Abb. 34*

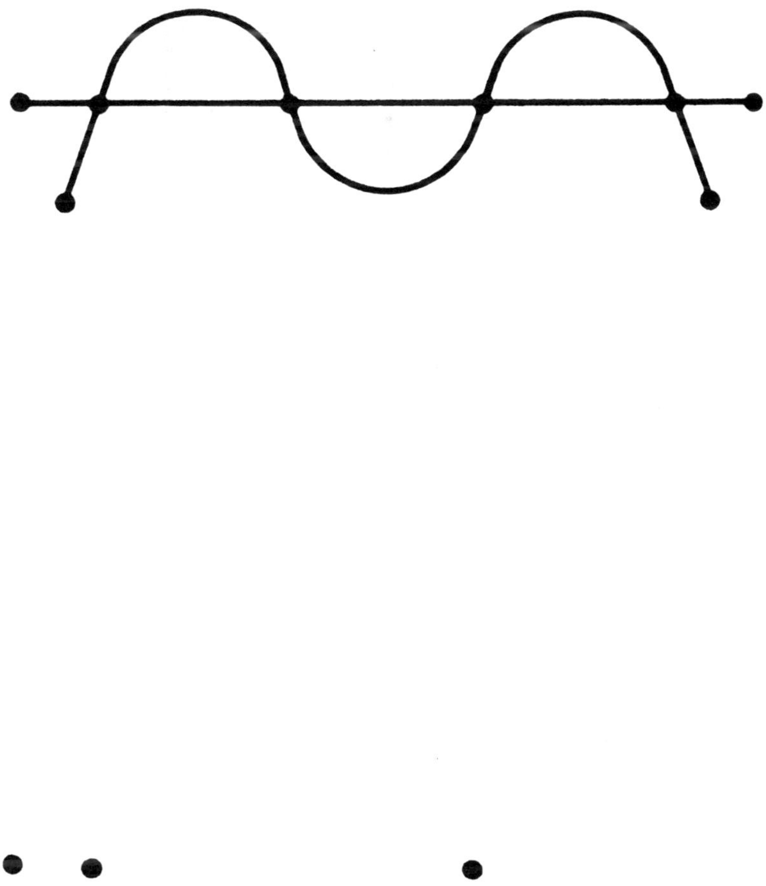

Abb. 35

Abb. 36

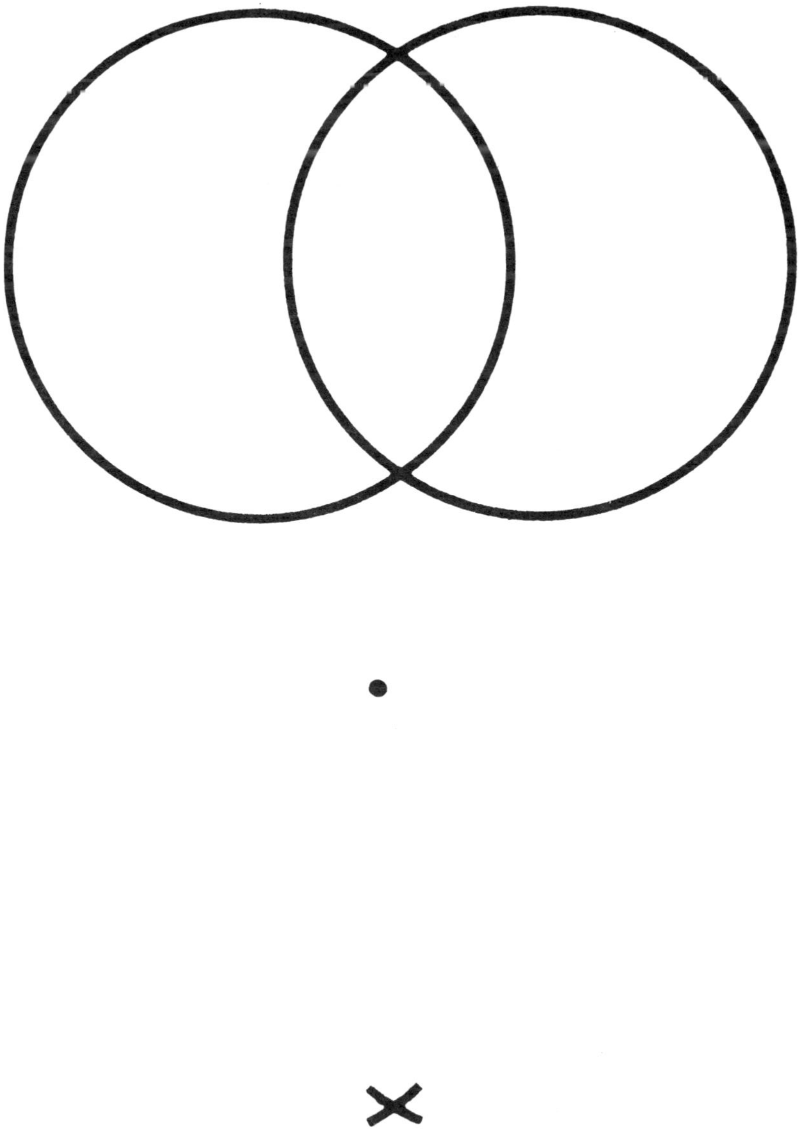

Abb. 37

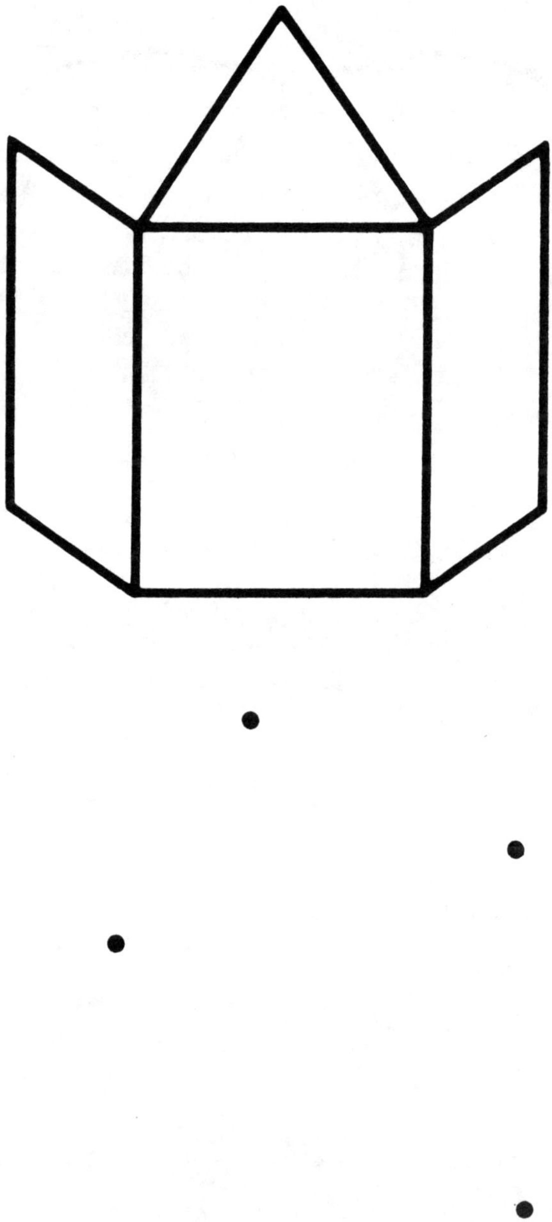

Abb. 38

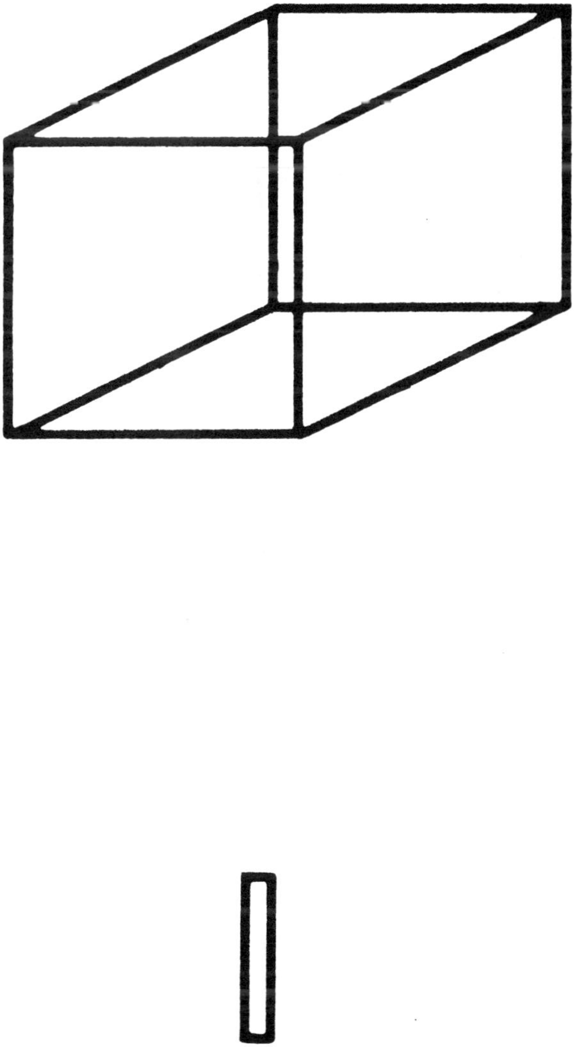

*Abb. 39*

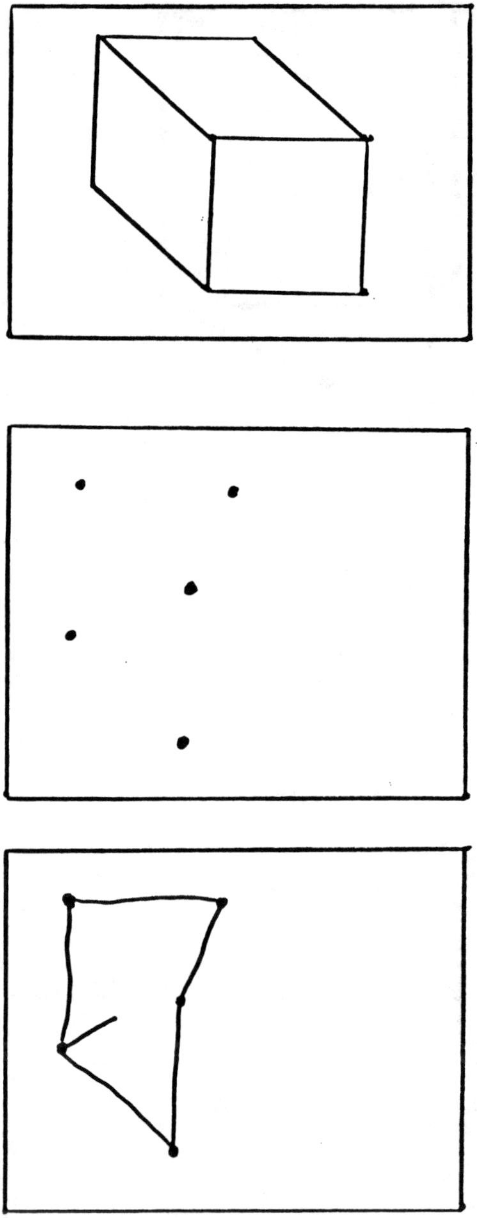

Vorlage

Markierungshilfen

Produktion eines
Patienten mit
Raumanalysestörung

*Abb. 40*

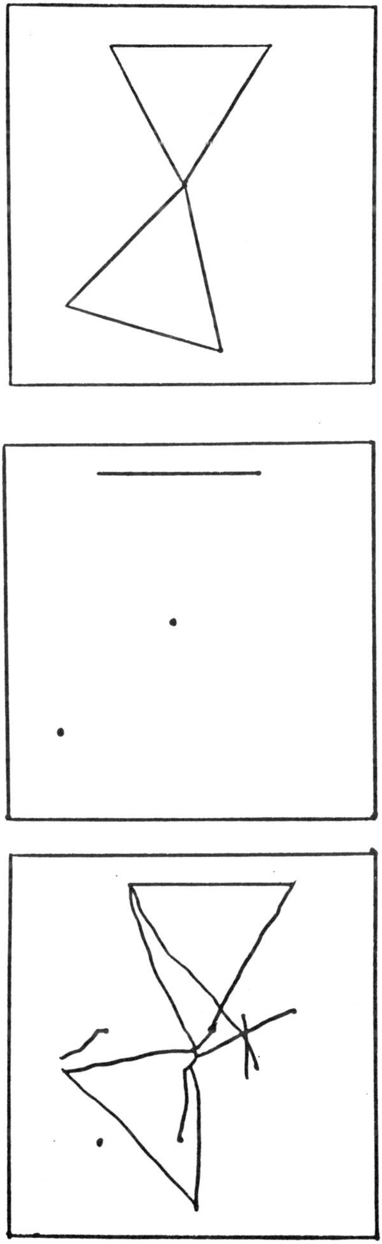

Vorlage

Markierungshilfen

Produktion eines
Patienten mit
Raumanalysestörung

*Abb. 41*

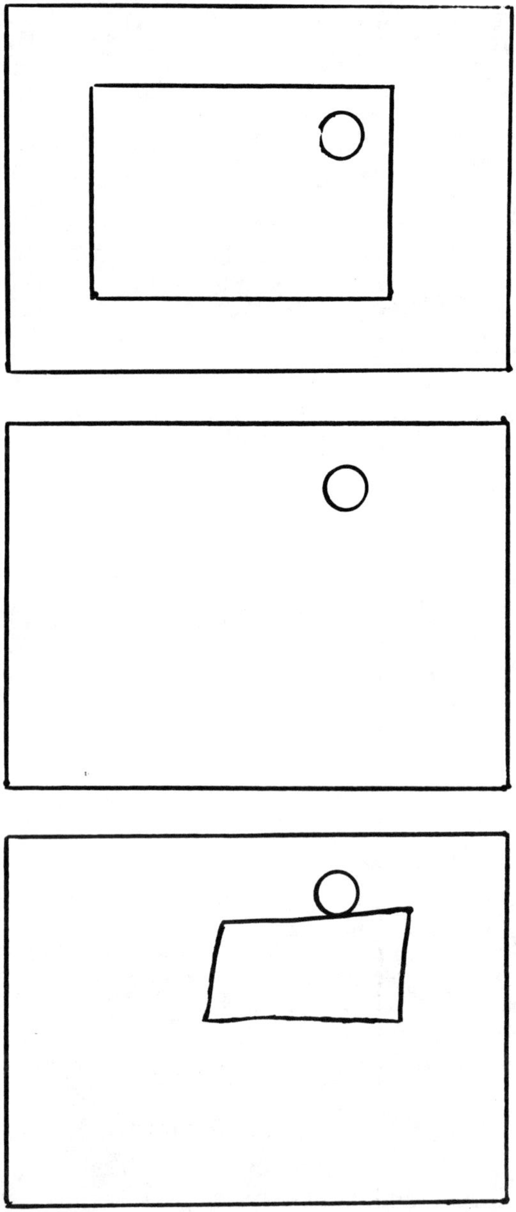
Vorlage
Markierungshilfen
Produktion eines Patienten mit Raumanalysestörung

*Abb. 42*

20.
Für die Stufe 20 eignet sich gut der „Gailinger Abzeichentest“ (GAT), dessen 15 Testteile in Abb. 25 bis Abb. 39 dargestellt sind. Er geht auf die Beobachtung zurück, daß Rechtshirngeschädigte beim Abzeichnen mit Markierungshilfen mehr Schwierigkeiten haben als beim Abzeichnen ohne Markierungshilfen, während es sich bei Linkshirngeschädigten anders herum verhält (Wais, 1982). Fast alle Rechtshirngeschädigte und einige wenige Hirngeschädigte anderer Lokalisation machen Fehler in diesem Test. Er wird aber im Zusammenhang der ergotherapeutischen Diagnostik nicht zur Bestimmung des Schädigungsortes verwendet, sondern zur Übersicht über Grad und Art der Beherrschung des Raumrekonstruktionsprozesses. Das hierbei diagnostisch Interessante ist deshalb nicht die Fehlerzahl, sondern die Fehlerart.

Folgendes gilt als Fehler (die gleichen Beurteilungskriterien verwende man auch für die Aufgaben der Stufen 10 – 6):
Teile der abzuzeichnenden Form werden weggelassen oder andere Teile werden hinzugefügt (Abb. 40 und 41); die Abstände zwischen den Teilen stimmen nicht; die Proportionen sind verzerrt (Abb. 42); zwei Teile berühren sich, die sich in der Vorlage überschneiden oder umgekehrt; die Markierungshilfen werden gar nicht einbezogen – die Figur wird richtig gezeichnet; die Figur oder Teile davon werden falsch plaziert (z. B. am unteren Blattrand statt in der Blattmitte); die Gesamtfigur ist desorganisiert – Einzelteile werden ohne Zusammenhang mit anderen Einzelteilen reproduziert; „crowding“ – mehrere Teile werden übereinander gezeichnet; statt Figurteile werden Worte eingesetzt – dies kommt bei schwer Rechtshirngeschädigten manchmal vor, sie greifen dann auf den intakten Sequenzierungs- bzw. Sprachprozeß zurück (an der Stelle, an der z. B. ein rechter Winkel gezeichnet werden müßte, wird das Wort „Ecke“ eingesetzt); Rotationen – die Gesamtfigur oder Teile davon sind gegenüber der Vorlage verdreht um 90° oder 180° oder um einen anderen Winkel; Korrektur des Originals – der Patient merkt, daß er falsch gezeichnet hat und zeichnet nun an der Vorlage herum, um sie seiner Produktion anzugleichen (was ebenfalls mißlingt).

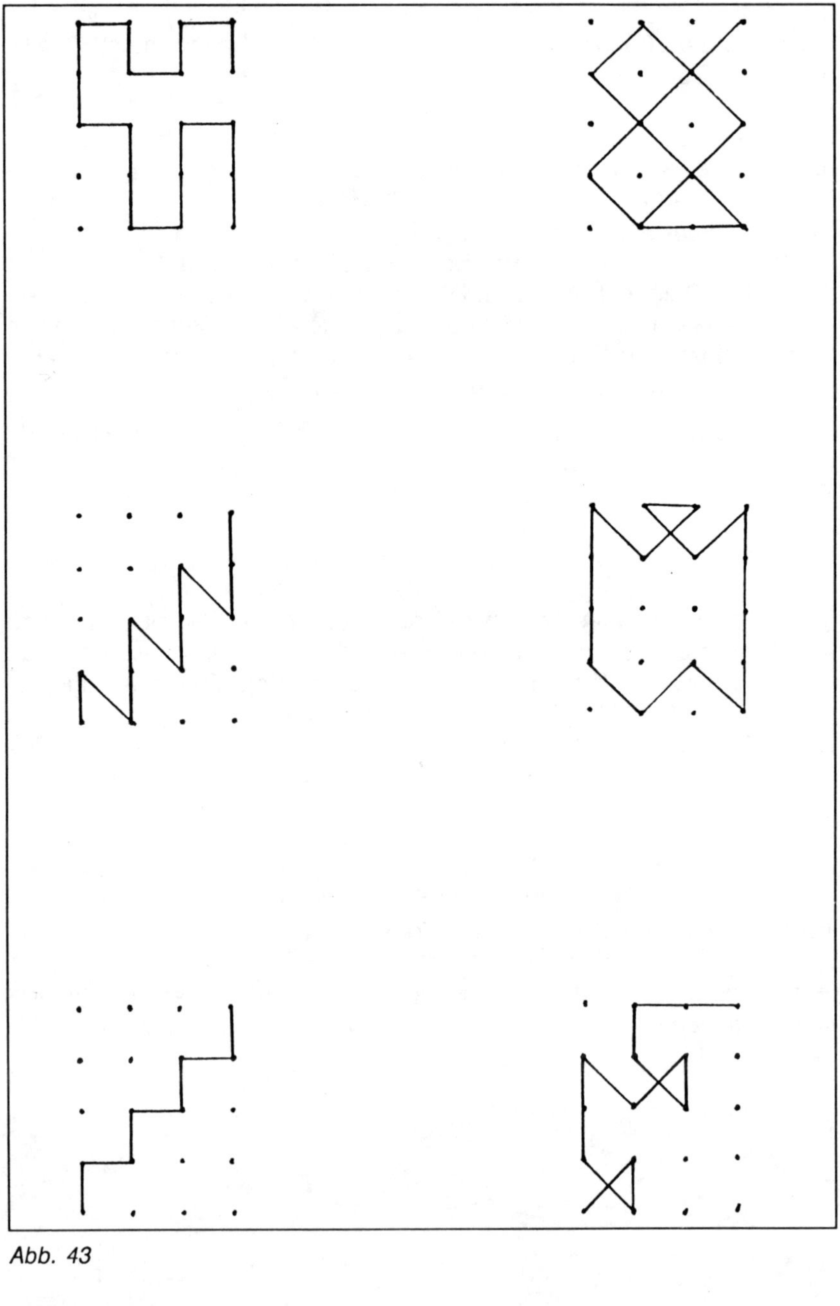

*Abb. 43*

Je nach Fehlertyp wird man im Schema zurückgehen, um die einzelnen gestörten Komponenten des Integrationsprozesses dingfest zu machen. Der GAT gibt ja zunächst nur eine Art zusammenfassende Übersicht.

Das Entscheidende am GAT ist nicht das Abzeichnen des fertigen Originals; diese Leistung rufen wir in Stufe 10 ja auch ab. Vielmehr wird der Patient durch die Markierungshilfen gezwungen, **bewußt** die Form daraufhin zu analysieren, wo jetzt die Markierungshilfe eingefügt werden muß. Es nützt hier gar nichts, wenn man die Form als solche gut abzeichnen kann.

Eine ähnliche Aufgabenstruktur wie der GAT hat die Aufgabe, wo dem Patienten eine Figur aus Streichhölzern oder Stäbchen vorgelegt wird, und wo zum Nachlegen ebenfalls einzelne Stäbchen als Markierungshilfen schon vorgegeben sind. Man kann auch hier versuchen, die Schwierigkeit zu steigern (die 15 Aufgaben des GAT sind nach ansteigender Schwierigkeit geordnet). Sowohl hier wie beim GAT sind die „Markierungshilfen" natürlich keine Hilfen, sondern im Gegenteil Störreize, die den gestörten Integrationsprozeß erst in voller Schärfe deutlich machen.

Eine dritte Möglichkeit sind Aufgaben, wo auf ein Nagelbrett gezogene Fadenmuster wie in Abb. 43 reproduziert werden müssen. Der Patient hat als Vorlage ein Brett, auf dem in gleichen Abständen 4 x 5 Nägel aufgebracht sind, etwa zur Hälfte eingeschlagen. Mit dickerem, gut sichtbarem Garn wird eine bestimmte Form darüber gezogen. Der Patient hat die Aufgabe, auf ein genau in gleicher Weise vorbereitetes Nagelbrett die gleiche Form aufzuziehen. Man kann hier gut variieren sowohl den Kompliziertheitsgrad der Form als auch die Vorgabe der Markierungshilfen. Denn zunächst kann man einfach die Nägel selbst als Markierungshilfen betrachten; sodann in einem weiteren Durchgang aber auch ein oder zwei Fadenzüge der Form selbst. Manche Ergotherapeutinnen mag dieses Vorgehen mehr liegen als die paper-pencil-Aufgaben. Sie mögen damit experimentieren. Ich habe selbst mit solchen Nagelbrettmustern keine Erfahrung, würde allerdings annehmen, daß hier außer dem Integrationsprozeß noch andere kognitive und auch kompliziertere motorische Prozesse angesprochen sind. Denn ein wesentlicher Unterschied zum GAT liegt darin, daß dieser wesentlich mehr Freiheitsgrade hat. Man kann beim GAT viel mehr Fehler**arten** machen als bei den Nagelbrettaufgaben. Die möglichen Fehler bleiben wenige wegen der Gleichabständigkeit der Markierungshilfen. Möglicherweise sind sie hier auch für Rechtshirngeschädigte eben doch Markierungs**hilfen,** eben weil sie gleichabständig sind. – Aber das muß man mit einer großen Zahl von Patienten ausprobieren.

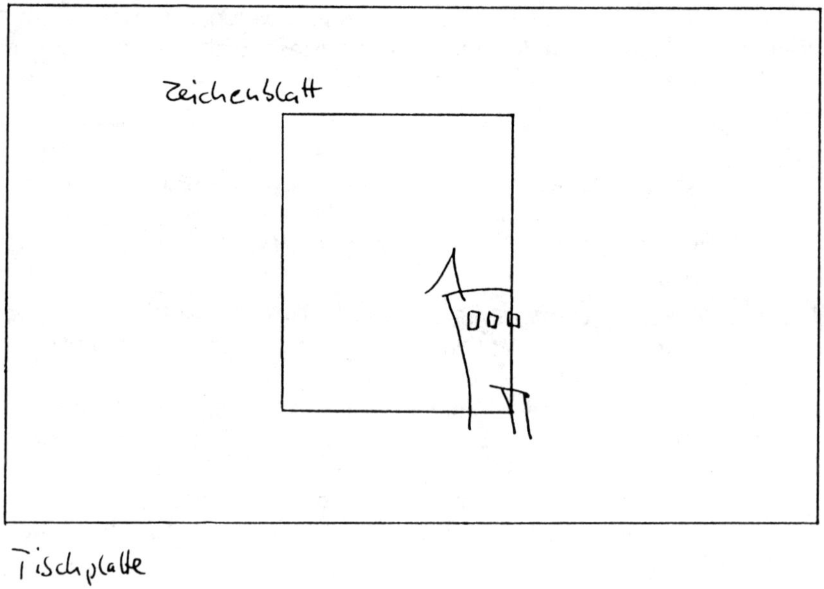


Abb. 44

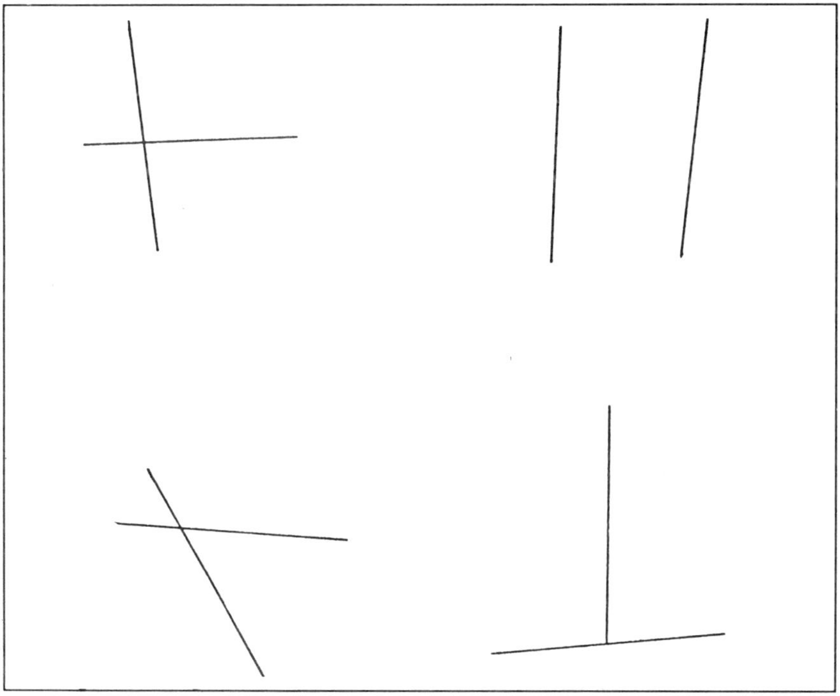

Abb. 45

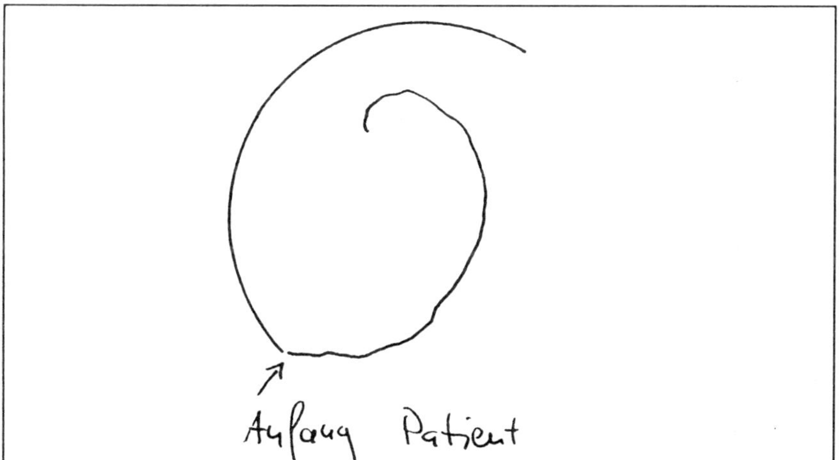


Abb. 46

Das offenbar beliebte spiegelbildliche Abzeichnen kann man als Sonderform des Abzeichnens mit Markierungshilfen betrachten. Allerdings liegt in der Aufgabe auch hier eine bestimmte Systematik, ähnlich wie bei der Nagelbrettaufgabe, die sie m. E. für die experimentierende Diagnostik nicht so besonders geeignet macht (auch Aphasiker können hier Schwierigkeiten haben).

Eine weitere Sonderform des Abzeichnens mit Markierungshilfen ist das freie Abzeichnen, bei dem es auf die **Plazierung** der Zeichnung ankommt. Wenn man z. B. den Patienten bittet, die Diagonale abzuzeichnen, so kommt es ja darauf an, daß er nicht irgendwo aufs Blatt einen schrägen Strich zeichnet – was er selbstverständlich können würde. Vielmehr kommt es darauf an, daß er den Strich an der linken unteren Ecke und der rechten oberen Ecke „verankert“, daß er sich in der Plazierung an den Ecken orientiert. Die Ecken sind hier die Markierungshilfen. – Im weiteren Sinne gehört hierher die Schwierigkeit Rechtshirngeschädigter, eine Zeichnung in der Mitte eines Blattes zu plazieren. Typischerweise plazieren sie ja exzentrisch (Beispiel siehe Abb. 44). Hier kann offenbar das räumliche Verhältnis zwischen der Form als Ganzem oder ihren Teilen einerseits und dem Blattrand andererseits nicht rekonstruiert werden. Die entsprechenden Abstands- und Richtungsverhältnisse werden nicht richtig analysiert.

19.
Gehen wir eine Stufe zurück in dem Schema der Tabelle 2, so kommt es uns jetzt weniger auf die Rekonstruktion von Ganzheiten anhand von Markierungshilfen, sondern auf die Rekonstruktion von **Kurven** anhand von Markierungshilfen an.

Man kann hier mit dem einfachsten Fall einer Kurve, dem Winkel, anfangen. Bittet man den Patienten, ein Koordinatenkreuz zu zeichnen (die Aufgabe würde zu Gruppe 9 gehören), so wird das meist ganz gut gehen oder das Koordinatenkreuz wird geringfügig verdreht sein. Gibt man aber einen Anker, eine „Markierungshilfe“ dazu, z. B. die Waagrechte in Gestalt eines waagrecht vor den Patienten hingehaltenen Stabes, und bittet man den Patienten jetzt, mit einem anderen Stab **dazu** die Vertikale zu bezeichnen, so kann man ganz erstaunliche Dinge erleben. Eigentlich müßte der Patient ja jetzt seinen Stab im rechten Winkel zum waagrechten Stab und in dessen Mitte anlegen oder ansetzen. Tatsächlich entstehen aber Gebilde wie in Abb. 45 schematisch gezeigt. Man kann es auch als paper-pencil-Aufgabe machen. Derselbe Patient kann jetzt die größten Schwierigkeiten haben, der diesen Aufgabentyp auf Stufe 9 fehlerfrei löst (Zeichnen oder Abzeichnen eines Koordinatenkreuzes).

Desweiteren geht es hier darum, ob der Patient eine Bewegungsdynamik, eine Kurvenentwicklung aufgreifen kann. Man kann z. B. ein bestimmtes Volkslied summen, irgendwo mittendrin aufhören und den Patienten bitten, die Melodie – die eine akustische Kurve ist – weiterzuführen.

Man kann solches auch als Aufgabe im Motorischen machen. Man führe z. B. den gesunden Arm des Patienten in einer bestimmten fließenden Linie relativ rasch durch den Raum, z. B. parabelförmig vom Bauch weg nach oben. Mittendrin lasse man los und bitte den Patienten jetzt (dem man den Charakter der Aufgabe auch vorher schon erklärt hat), die Bewegung einfach weiterzuführen. – Während Linkshirngeschädigte und Gesunde die Bewegungsrichtung spontan und intuitiv aufgreifen und die in die Luft gezeichnete Kurve „extrapolieren“, fährt der Rechtshirngeschädigte entweder gar nicht fort oder er setzt mit einer völlig anderen Bewegungskurve an – führt den Arm z. B. waagrecht von sich weg.

Dieses steigere man in der Schwierigkeit. Als paper-pencil-Aufgabe kann man hier Kreisbögen vorgeben und zum ganzen Kreis fortführen lassen (Abb. 46 zeigt ein Beispiel eines Rechtshirngeschädigten). Man sieht in Abb. 46 deutlich, daß die räumliche Entwicklungsdynamik der Kurve, ihre Krümmung, nicht aufgegriffen wird. Soll derselbe Patient aber einen Kreis zeichnen (Stufe 9), so wird er keine Schwierigkeiten haben.

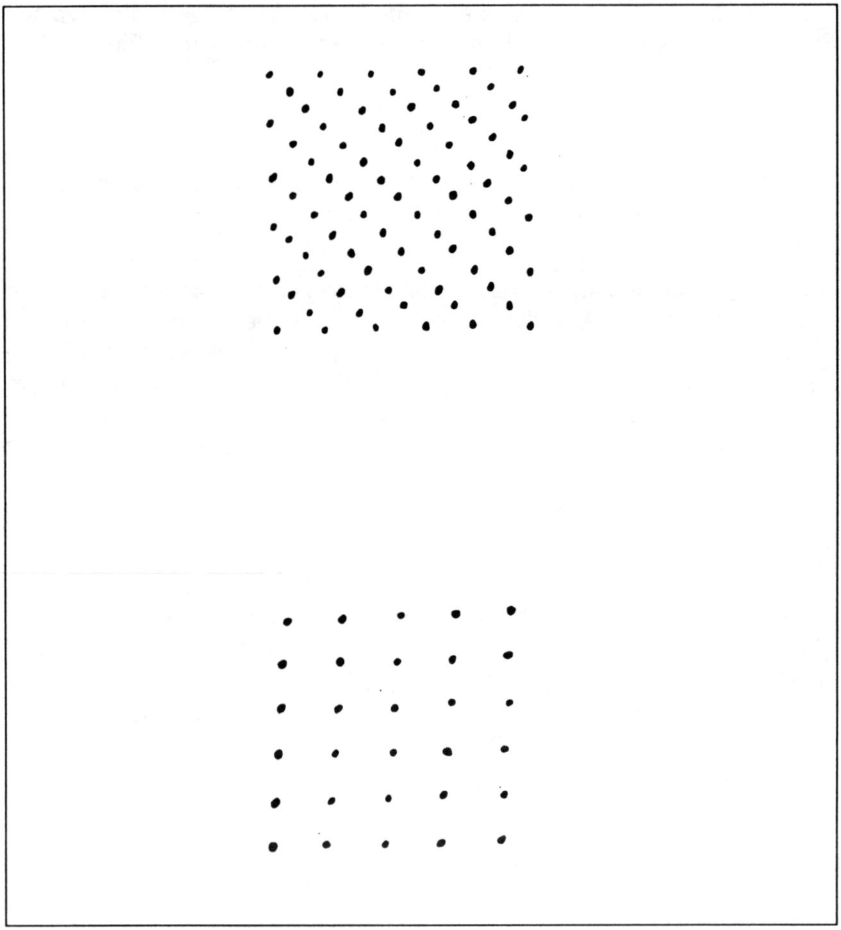

Abb. 47

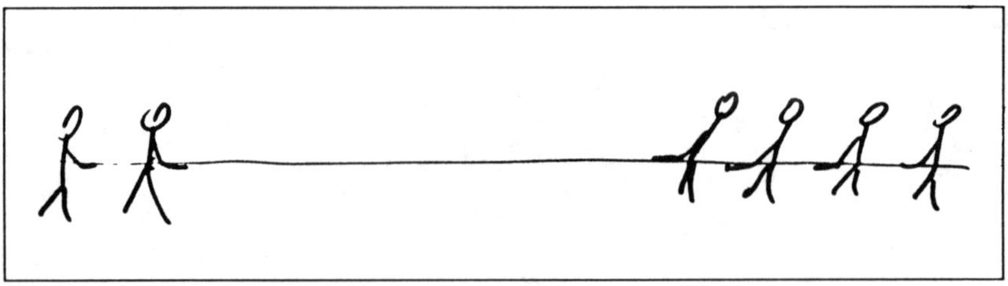

Abb. 48

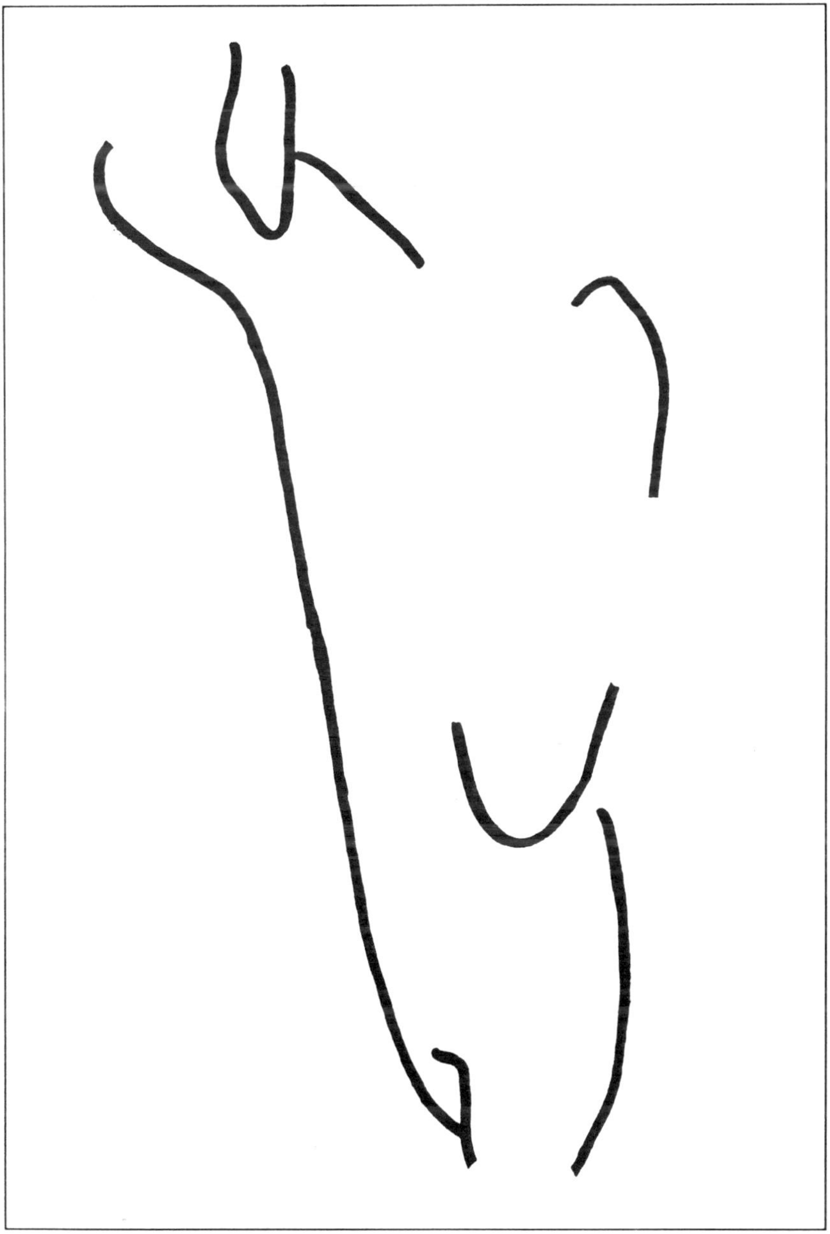

*Abb. 49*

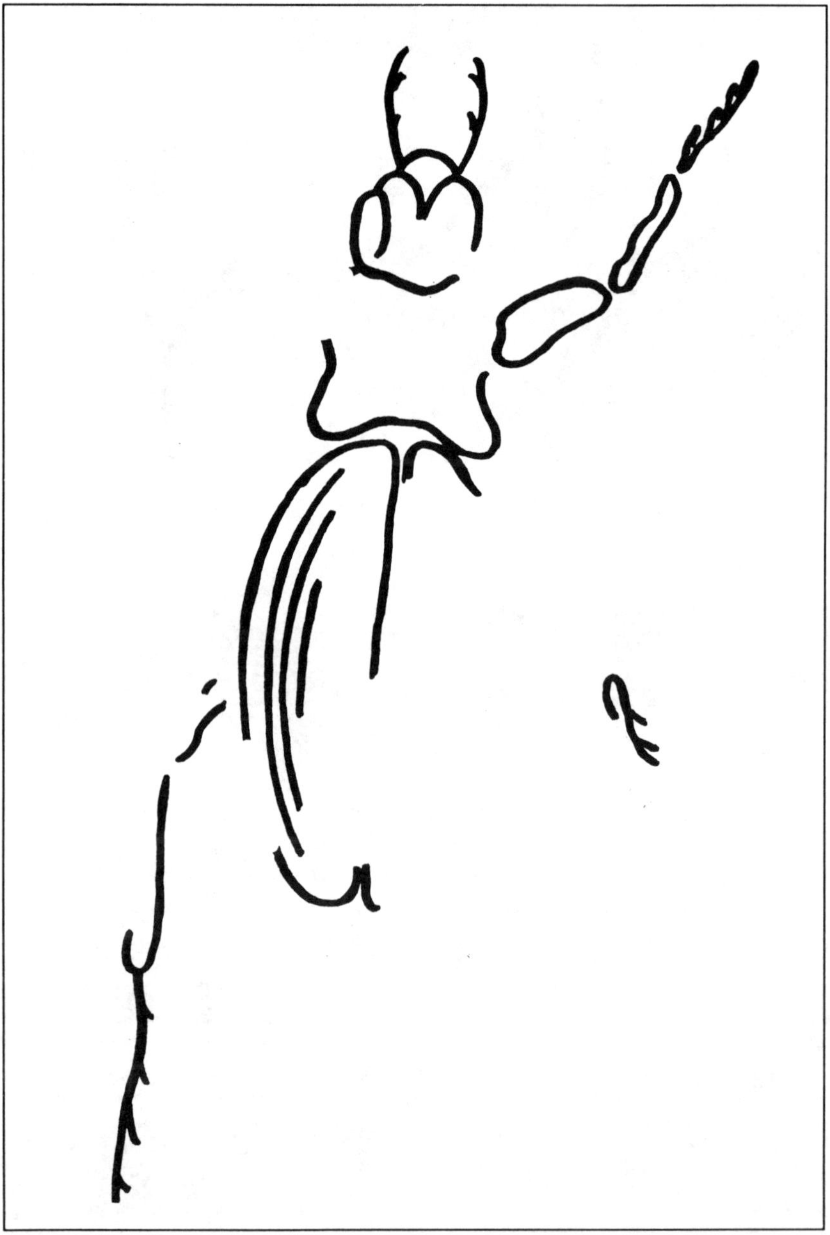

*Abb. 50*

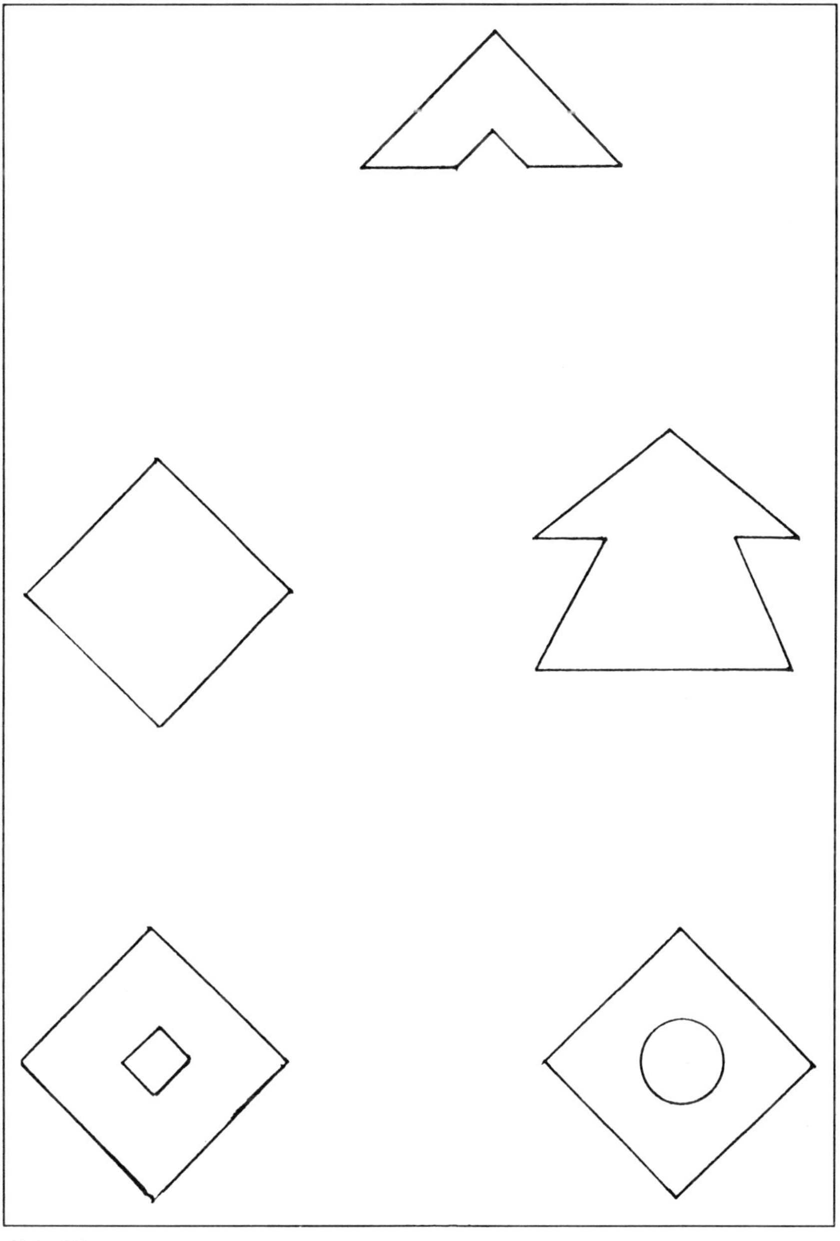

*Abb. 51*

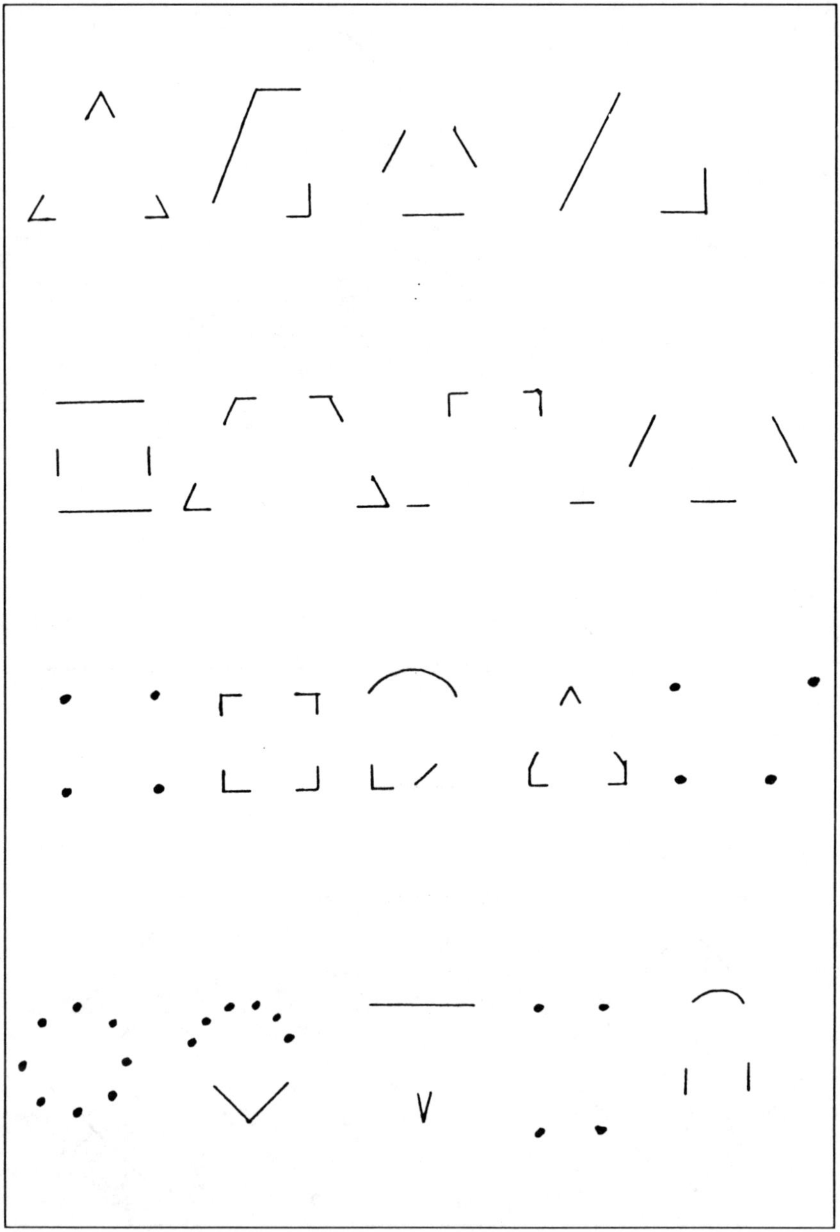

*Abb. 52*

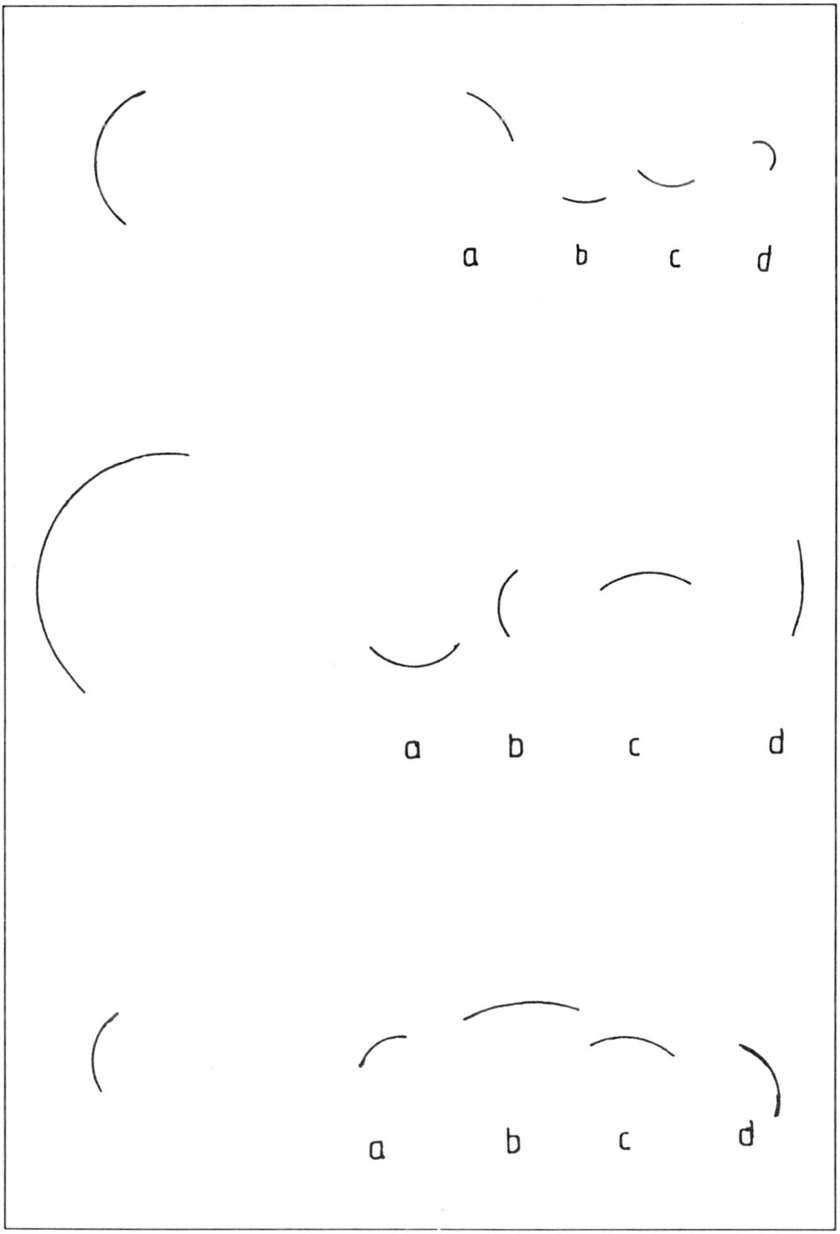


*Abb. 53*

18.
Für diese Stufe kann man den Patienten bitten, in Punktwolken Richtungen einzuzeichnen nach Maßgabe der relativen Nähe der Punkte. Der durchschnittliche Rechtshirngeschädigte wird große Schwierigkeiten damit haben. Man kann es aber aufbauen, indem man die Punktegruppierung möglichst eindeutig macht (Abb. 47).

Einen höheren Schwierigkeitsgrad hat derselbe Aufgabentyp, wenn man Umwegaufgaben gibt. So soll der Patient in eine Vorlage wie in Abb. 24 einzeichnen, welche Richtung das Kind gehen muß, um zur Spielkiste zu kommen, ohne irgendwie anzurempeln.

Auch die Tauzieh-Aufgabe gehört hierher. Der Patient wird gefragt, in welche Richtung in Abb. 48 das Tau sich bewegen wird, wenn alle Tauzieher gleich stark sind.

17.
Hier kann man Gruppierungsaufgaben entwerfen, bei denen der Patient die Gruppierung unter Einbeziehung eines Ankers selbst durchführen muß. So könnte der Patient z. B. Punktreihen senkrecht nebeneinander plazieren. D. h. die Punkte müßten in senkrechter Richtung näher beieinander stehen als in waagrechter Richtung. Als Anker ist hier die gedachte Richtung „Senkrecht" oder einfach der Blattrand aufzufassen, an dem man sich ja für so eine Aufgabe orientieren muß.

16.
Hier geht es darum festzustellen, ob der Patient das grundlegende raumkonstruktive Merkmal der relativen Nähe handhaben kann. Z. B. könnte die Therapeutin 30 gleiche Klötze auf den Tisch legen in unsystematischer Anordnung. Der Patient wird dann gebeten, sie alle gleichweit voneinander zu ordnen. Also jeder Klotz muß zu seinem Nachbarn waagrecht und senkrecht den gleichen Abstand haben. – Eine Variante ist es, den Patienten die 30 Klötze in 5er Gruppen selbst legen zu lassen. Je 5 Klötze müssen dann untereinander relativ näher sein als zu den Klötzen der anderen Gruppen.

15.
Die Aufgaben der Stufen 15 – 11 sollen als multiple-choice-Aufgaben (mc) gegeben werden oder als Rateaufgabe.

Bei Stufe 15 deckt man ein Foto oder eine Zeichnung eines Alltagsgegenstandes mit mehreren Pappstreifen ab, so daß der Gegenstand nur fragmentarisch zu sehen ist. Der Patient möge den Gegenstand erraten. Je nach Anzahl und Größe der Abdeckungen kann man hier gut die Schwierigkeitsstufe variieren.

Ferner kann man fragmentarisch gezeichnete Gegenstände vorgeben und den Zielgegenstand erraten lassen wie in Abb. 49 oder 50.

Sodann sind hier Aufklapp-Aufgaben zu empfehlen, wenn sie in mc-Form gegeben werden. Eine geometrische Form wird aus Pappe ausgeschnitten und symmetrisch zusammengeklappt oder es werden Teile davon umgeklappt. Der Patient soll mit den Formen äußerlich gar nichts machen, vielmehr soll er erraten wie die Form aussieht, wenn man sie aufklappt. Dazu wird die zusammengeklappte Form in die Mitte der oberen Hälfte eines DIN-A-4-Blattes geklebt. In der unteren Hälfte werden verschiedene Lösungsmöglichkeiten vorgegeben, u. a. die richtige. Ein Beispiel zeigt Abb. 51.

Eine Variante ist die Frage, aus welchen Fragmentengruppierungen in Abb. 52 sich die gleichen Formen ergeben. In Abb. 52 sind das in der ersten Reihe die 1. und 3. Fragmentengruppe, in der zweiten Reihe die 2. und 4., in der dritten Reihe die 1. und 2., in der vierten Reihe die 4. und 5.

14.
Für Stufe 14 kann man Kurvenbögen vorgeben und fragen, welche zusammen gehören (Aufgabenstruktur wie in Abb. 53).

Hierher würden auch Aufgaben gehören ähnlich wie man sie in Führerscheinprüfungen verwendet. (Z. B. Abb. 54: Ein Auto fährt in einer bestimmten Kurve, die durch Pfeil angegeben ist, in einen Parkplatz ein; welchen der freien Parkplätze wird es erreichen?).

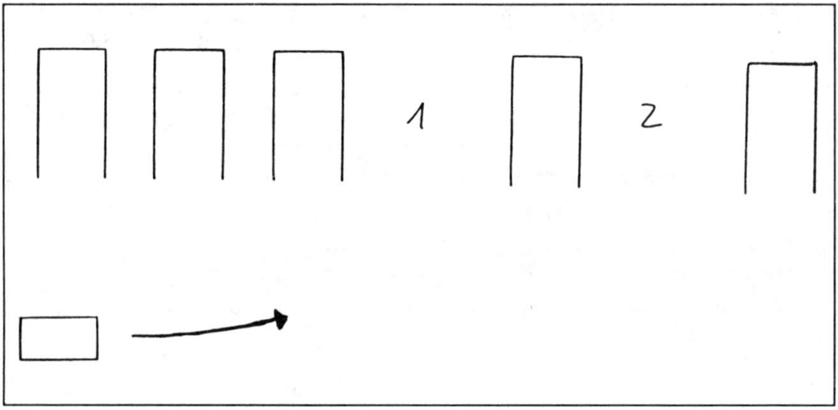


*Abb. 54*

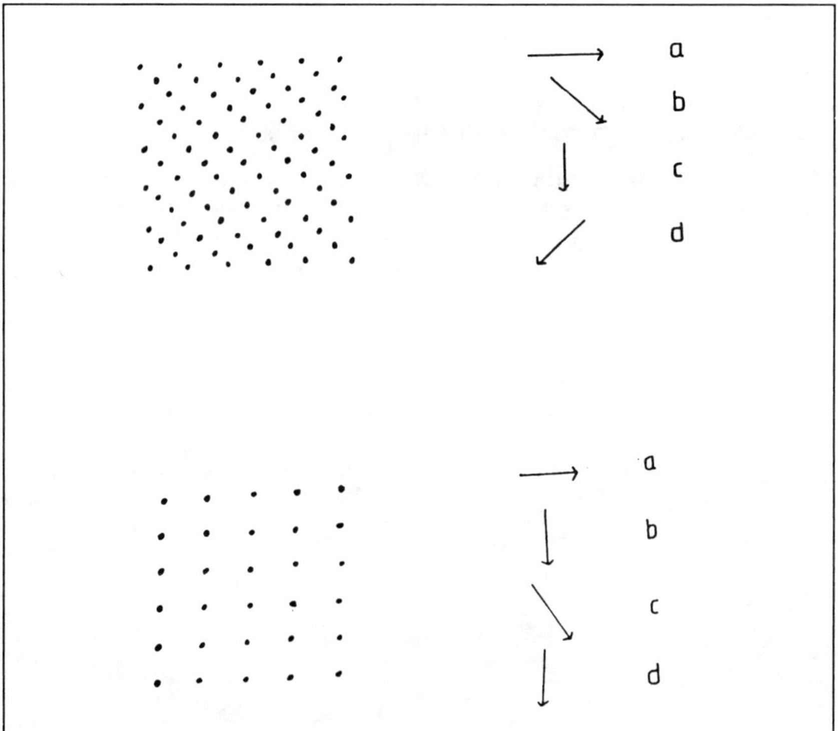


*Abb. 55*

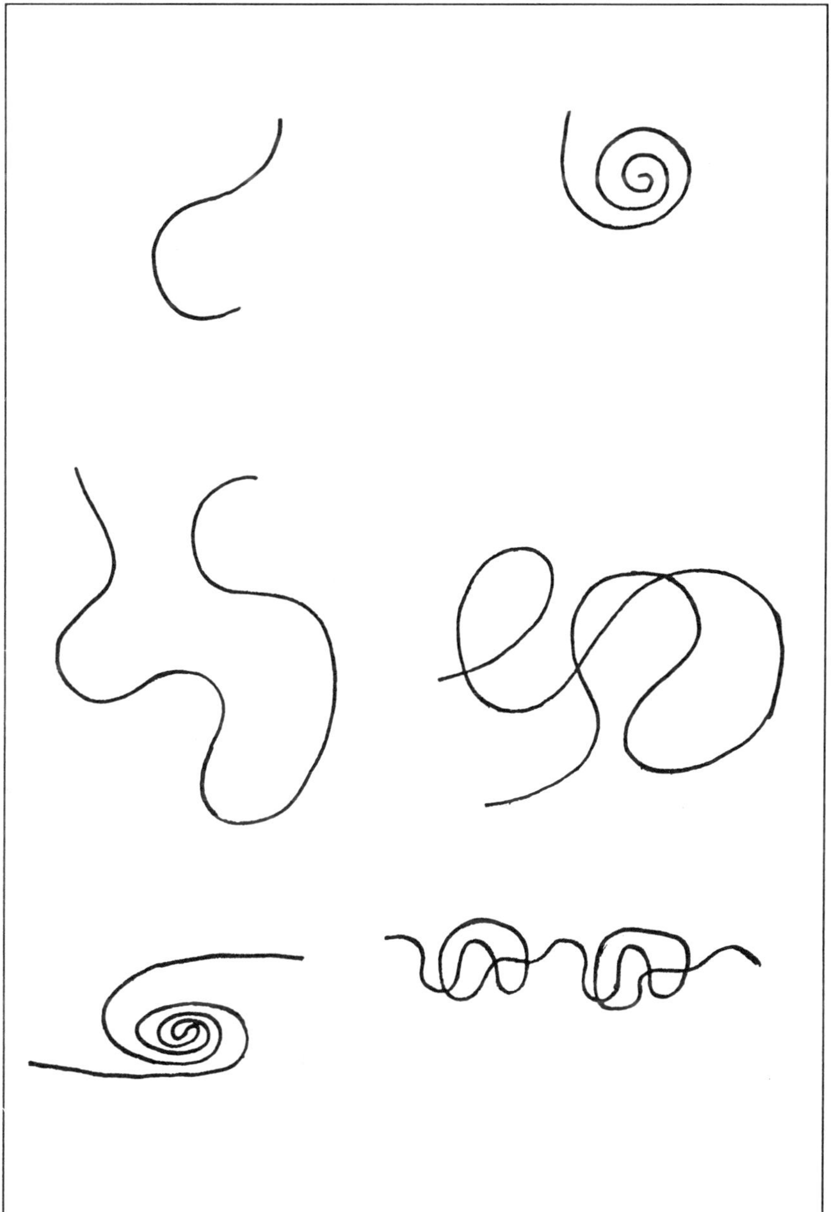

*Abb. 56*

13.
Hier kann man fragen, welche Richtung zu welcher Punktegruppierung gehört (Abb. 55), und unter mehreren Antwortmöglichkeiten wieder die richtige auswählen lassen.

12.
Wenn man einfache, schematische und gleichförmige Häuschen aus Klötzen o. ä. nimmt und diese, wie aus der Vogelperspektive gesehen, zu Dörfern zusammenstellt, so hat man Gruppierungen im Sinne der Stufe 12. Man kann den Patienten bitten, zu zeigen, wo er Ansiedlungen = Zusammenstellungen von Häusern erkennt. Während der Linkshirngeschädigte und der Gesunde hier keine Schwierigkeiten haben, gibt es schwer geschädigte Rechtshirngeschädigte, die auch solche elementarsten Ganzheiten, die noch gar nicht gestaltet sind, sondern eben nur in der Gruppierung bestehen, nicht erfassen. Der Patient wird dann z. B. dasjenige als Dorf auffassen, was am Tischrand steht oder am Rand einer freien Fläche. Da in diesem Fall der Patient den Gruppierungsgesichtspunkt der „relativen Nähe" nicht mehr oder nur unsicher handhaben kann, sucht er nach anderen Gesichtspunkten und meint sie in der Randposition zu finden. D. h. er sucht eigentlich Umgrenzungslinien, Umrisse, die ihm helfen, die Gruppierung zu erkennen. D. h. er versucht, eine Wahrnehmungsaufgabe daraus zu machen. Die Aufgabe würde dann nicht zu Stufe 12, sondern zu Stufe 5 gehören.

11.
Mit derselben Materialanordnung wie in Stufe 12 kann man jetzt in Stufe 11 zurückgehen und fragen, welche beiden Häuser sich am nächsten sind oder am entferntesten, oder man kann ein bestimmtes Haus markieren und fragen, welches die Nachbarhäuser sind.

Aber auch mit anderem Material kann man hier Distanzschätzungen durchführen lassen. Man kann z. B. fragen, ob der Tisch, an dem man jetzt zusammensitzt, näher an der Tür oder näher am Fenster steht.

10.
Die Aufgaben der Gruppen 10 – 6 sollten Abzeichenaufgaben sein oder Aufgaben, wo etwas nachgebaut oder mit Stäbchen nachgelegt werden soll. – Um einen direkten Vergleich zu haben mit Stufe 20 empfiehlt es sich, hier die GAT-Formen abzeichnen zu lassen, aber eben ohne Markierungshilfen. – Aber auch sonstige geschlossene geometrische Formen in unterschiedlicher Komplexität können hier als Vorlage dienen.

Ähnliche Formen kann man mit Stäbchen nachlegen lassen. – Ferner bieten sich pyramidenförmige Auftürmungen zum Nachbauen an.

9.
In Stufe 9 geht es um das Abzeichnen von Formen, die nicht geschlossen sind und aus einer unabgesetzten Linienführung bestehen (Abb. 56). – Ferner gehören Winkelabzeichnungen hierher, die allerdings auch der Gesunde nicht mit großer Genauigkeit abzeichnen kann. Das Kriterium ist hier auch weniger die Genauigkeit als die Geschlossenheit des Winkels, d. h. in der Winkelspitze müssen sich die beiden Richtungen treffen

8.
Das Reproduzieren von Richtungen prüft man am besten am Körper selbst, da das Abzeichnen von Richtungen auch bei Linkshirngeschädigten und Gesunden zu ungenau wird. Es ist dann schwierig und willkürlich festzulegen, wo die Ungenauigkeit pathologisch wird.

Die Therapeutin sitzt also **neben** dem Patienten und markiert einige einfache Richtungen mit dem Arm im freien Raum (nicht vor einem Tisch sitzen). Der Patient soll dieselbe Richtung mit seinem Arm markieren. Die Therapeutin hält solange ihre Armstellung aufrecht. – Auch starre Handgesten, bei denen also die Finger nicht gekrümmt werden, sondern zusammen mit dem Handteller eine klare Richtung bilden, können vorgemacht werden.

Man muß sich hier allerdings klar sein, daß Stufe 8 ein Sonderfall der Stufe 9 ist. Denn man kann eine Richtung nicht **isoliert** markieren, sondern immer nur im Verhältnis zu einer anderen Richtung, die entweder wahrgenommen ist als Senkrechte der Wand oder als Waagrechte der Fußbodenleiste oder als Blattrand o. ä. – D. h. es geht in Stufe 8 eigentlich um die Reproduktion von Winkeln.

7.
Die Reproduktion von Gruppierungen prüft man am besten akustisch. Auf einem Glockenspiel (Man nimmt am besten ein pentatonisches, da es immer harmonisch klingt) wird dem Patienten eine „Tongruppe“ vorgespielt, keine Melodie, sondern eine einfache Zusammenstellung von Tönen von nur leicht unterschiedlicher Tonhöhe. – Der Patient soll das reproduzieren, und zwar zunächst dasselbe, dann aber das gleiche 2 oder 3 Tonhöhen darüber oder darunter. Die Gruppierung bleibt die gleiche. Sie ist unabhängig von einem Rahmen. sie kann in beliebigen Tonlagen transponiert werden.

6.
Hier gibt man dem Patienten kleine Klötzchen in die Hand, möglichst viele, und bittet ihn, diese in zwei Gruppen auf den Tisch zu legen. Es

kommt hier also nicht auf die Konstellation der Elemente an wie in Stufe 7, sondern lediglich auf ihre relative Nähe.

Im pathologischen Fall finden wir bei diesem Aufgabentyp Reihungen: Die Klötze werden am Tischrand entlang seriell nebeneinander gelegt, oder der Patient versucht, sie aufeinander zu türmen. – Hier hat der Patient also zurückgegriffen auf das grundlegende Ordnungskriterium für die linke Hemisphäre, da er die relative Nähe nicht mehr handhaben kann.

Es kann auch vorkommen, daß der Patient einfach alle Klötze auf den Tisch fallen läßt und eben nicht **zwei** Gruppen bildet.

5.
In den Stufen 1 – 5 legt man den Patienten reine Wahrnehmungsaufgaben vor. Die Antworten werden wieder im mc-Rahmen gegeben.

Man wird die Erfahrung machen, daß die Aufgaben der Stufe 5 mühelos von nahezu allen Rechtshirngeschädigten (und Linkshirngeschädigten) bewältigt werden, unabhängig davon, in welchem Genesungsstadium sie sich befinden. Interessanterweise tauchen aber Schwierigkeiten auf, je weiter man zurückgeht. (Ähnliches beobachtet man auch bei einigen Patienten bezüglich der anderen Lateralisierungsstufen, ohne daß man aber die systematische Aussage machen könnte, in allen 4 Lateralisierungsstufen würde die Schwierigkeit ansteigen, je weiter man mit den Analysestufen zurückgeht. – Wahrscheinlich verlangen die niedrigeren Analysestufen teilsweise eine höhere Bewußtheit als die 5. Integrationsstufe.)

Für Stufe 5 wird man geometrische Formen zeigen und sie vergleichen lassen mit einigen anderen Formen. In Abb. 57 müßte der Patient in der unteren Reihe die Identische Form zeigen.

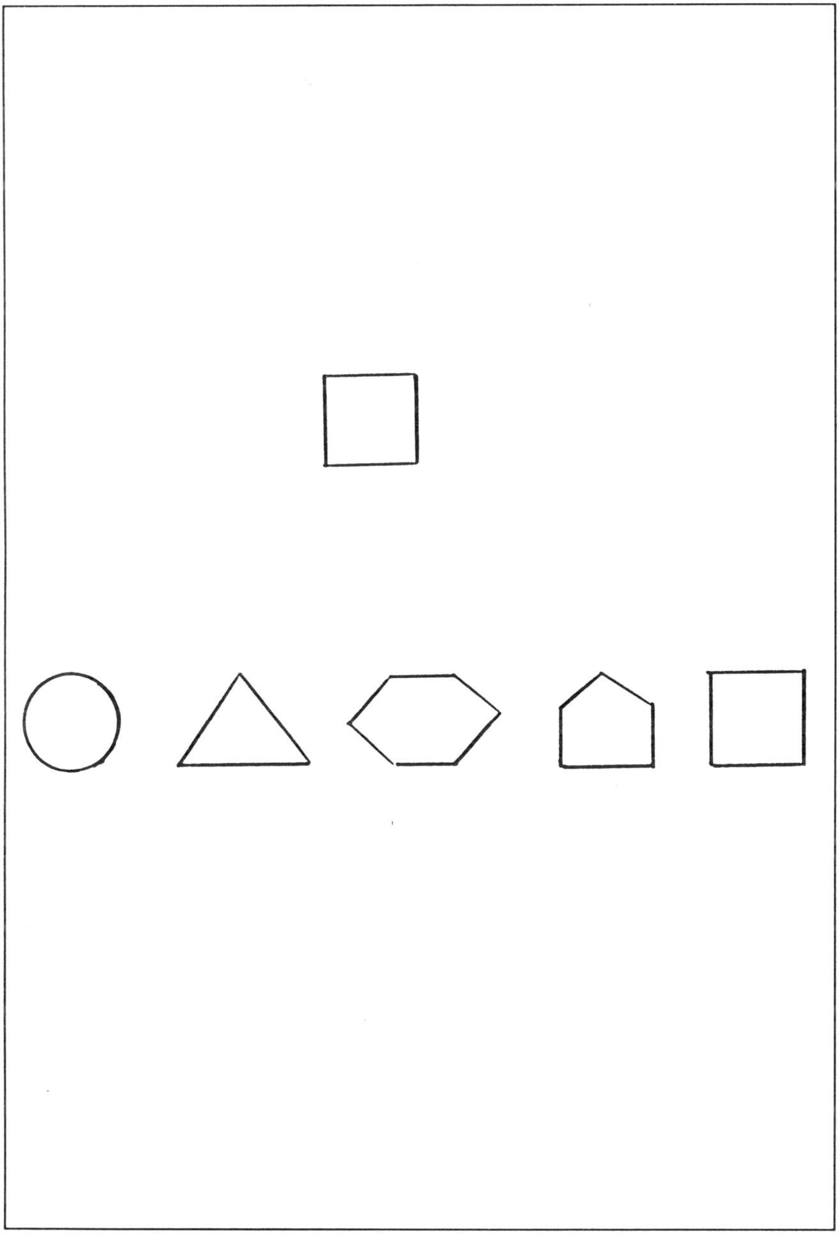

*Abb. 57*

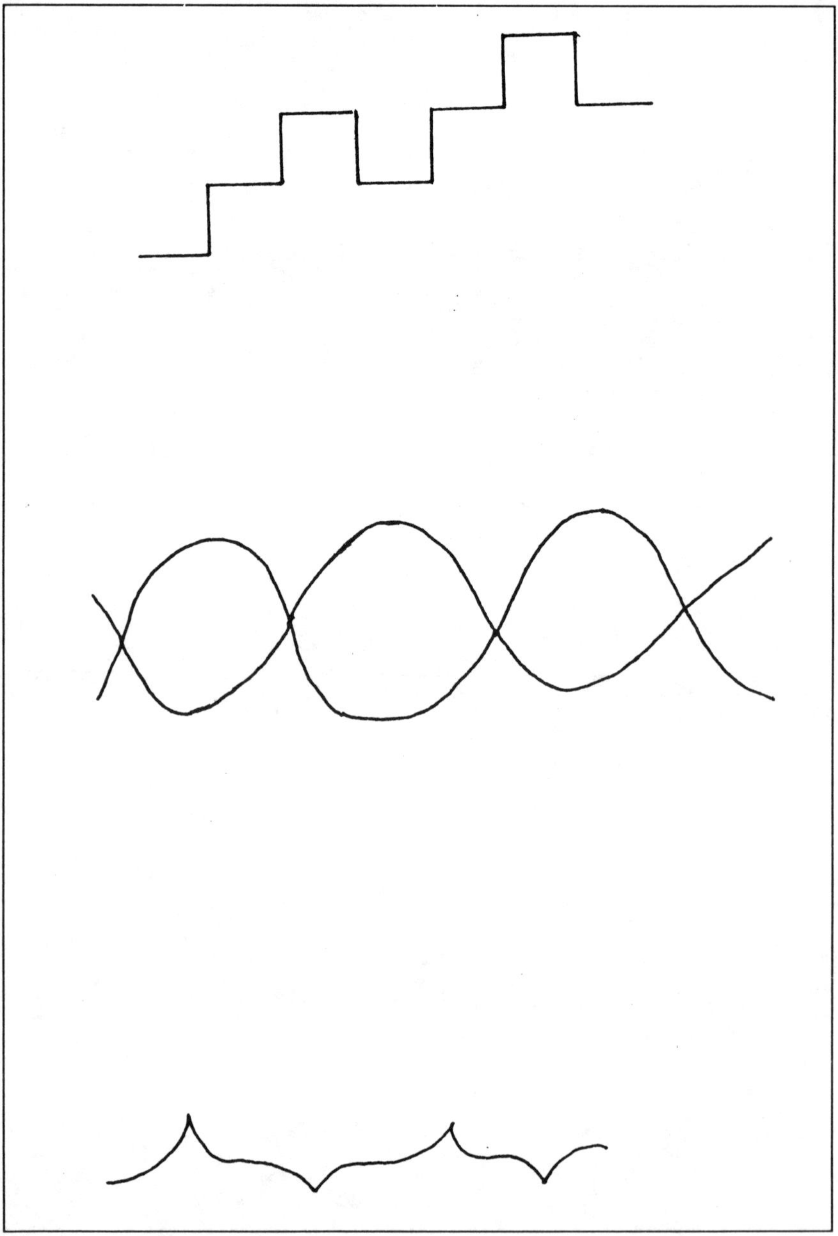

*Abb. 58*

4.
Hier wird man Kurvenverläufe, Bögen und Winkel in mc-Aufgaben vergleichen lassen. (Aufgabenstruktur wie in Abb. 57.)

3.
Hier werden einzelne Richtungsverläufe untereinander verglichen, ebenfalls als mc-Aufgaben. – Für diese Aufgabenstufe kann man auch schematische, fiktive und vereinfachte Stadtpläne herstellen und z. B. den Patienten nach einer Parallelstraße suchen lassen zu einer bestimmten bezeichneten Straße, o. ä.

2.
Hier gibt man Punktegruppierungen vor und fragt, wo auf dem mc-Blatt die gleiche Punktegruppierung noch einmal vorkommt (Aufgabenstruktur wie in Abb. 57).

1.
Hierfür wird ein Blatt mit 6–8 großen Punkten angefertigt. die Punkte werden fortlaufend numeriert. Nun fragt man z. B. den Patienten, welcher Punkt z. B. dem Punkt 3 am nächsten ist, welcher am weitesten entfernt ist von Nr. 8, welche beiden Punkte als Nachbarpunkte zu Punkt 1 betrachtet werden können, etc.

Im allgemeinen also sollte das Diagnostik-Material abstrakt sein. Konkretes Material (Häuschen etc.) darf man nur verwenden, wenn Material und Aufgabenstellung völlig eindeutig sind.

## 7. Diagnostik des Verständnisses für mechanisch-technische Abäufe

Es ist eine im Sinne der experimentierenden Diagnostik sinnvolle Frage, inwieweit das Zusammenwirken der beiden grundlegenden Informationsverarbeitungsprozesse – Sequenzierungsprozeß und Raumrekonstruktion – intakt ist. Natürlich wirken diese beiden – und noch andere – kognitive Prozesse fast ständig zusammen, selbst in den banalsten Alltagsverrichtungen finden wir sie in kombinierter Weise vor. Für die Diagnostik gilt aber auch hier wieder das Prinzip, daß die Aufgabenstruktur eindeutig sein soll. Sie soll in dem Sinne eindeutig sein, daß sie nur diejenigen kognitiven Prozesse anspricht, die tatsächlich gefragt sind. Deshalb wählen wir auch hier relativ abstrakte Aufgaben.

Mit folgenden drei Aufgabentypen ist die Forderung der Eindeutigkeit weitgehend erfüllt:

Das Fortsetzen von geometrischen Mustern (Beispiele Abb. 58 a bis c) mit serieller Gesetzmäßigkeit verlangt auf einer sehr einfachen Ebene erstens einen auf Stufe 20 intakten Raumrekonstruktionsprozeß, insofern geometrische Formen in ihrem räumlichen Aufbau so verstanden werden müssen, daß man sie unter Einbeziehung von Markierungshilfen reproduzieren kann. Diese Aufgabe entspricht insofern dem GAT, die Markierungshilfen sind hier die Ansatzpunkte für das Fortführen des Musters. Zweitens ist die Fähigkeit angesprochen, serielle Gesetzmäßigkeiten zu erkennen und selbst anzuwenden. Drittens – und das eigentlich interessiert uns hier – ist die Integration beider Prozesse gefragt.

Man kann solche Aufgaben selbst konstruieren nach dem Muster der 3 gezeigten Beispiele.

Es ist nicht sinnvoll, solche Aufgaben durchzuführen, wenn man zuvor festgestellt hat, daß der Sequenzierungsprozeß für sich oder der Raumrekonstruktionsprozeß für sich oder beide gestört sind. Denn eine Beeinträchtigung bei den Aufgaben zum mechanisch-technischen Verständnis ist dann automatisch zu erwarten.

Eine zweite Aufgabengruppe ist der Yerkes-Test. Es werden dem Patienten perspektivisch gezeichnete Würfelanordnungen gezeigt. Er soll angeben, wieviel Würfel für das gezeigte Gebilde verwendet wurden (Beispiele Abb. 59 und Abb. 60). Die Aufgabe wird dadurch besonders schwierig, daß einige Würfel, die logischerweise da sein müssen, auf der Zeichnung nicht sichtbar sind (Beispiel Abb. 61).

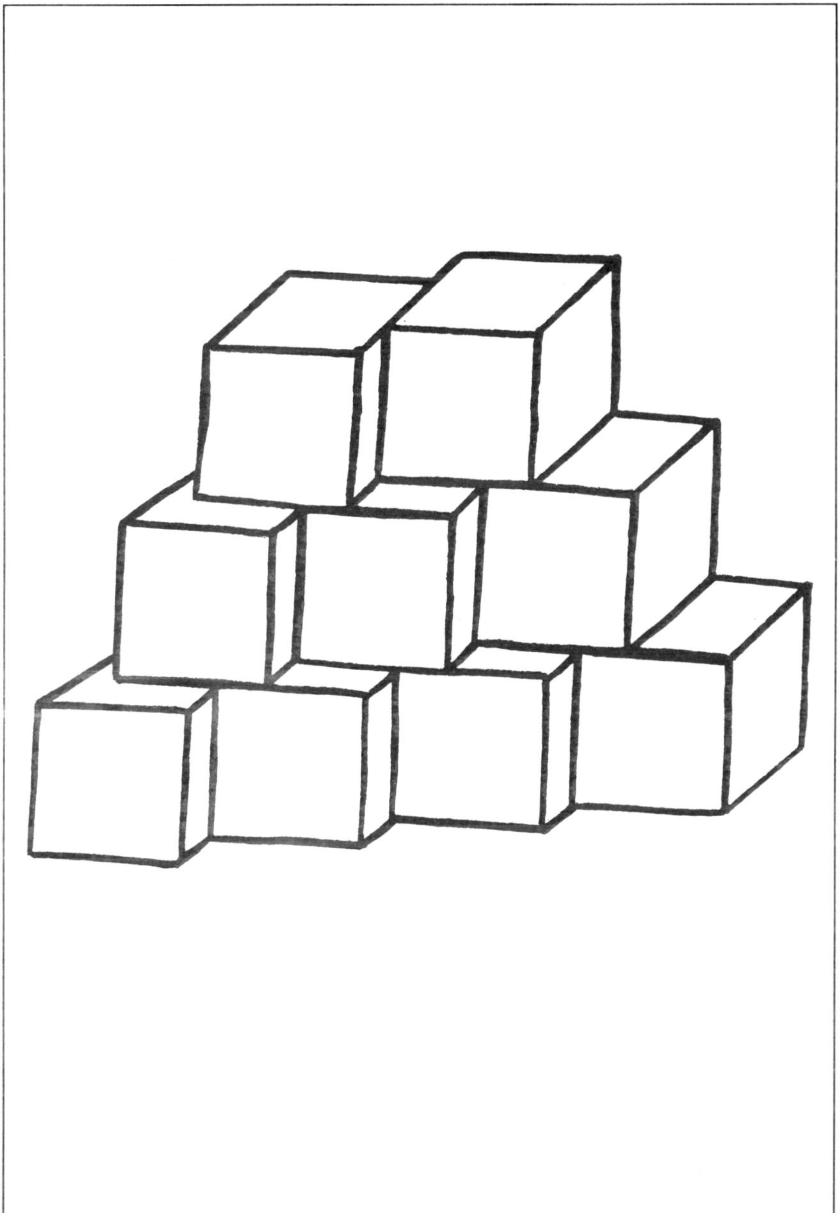

*Abb. 59*

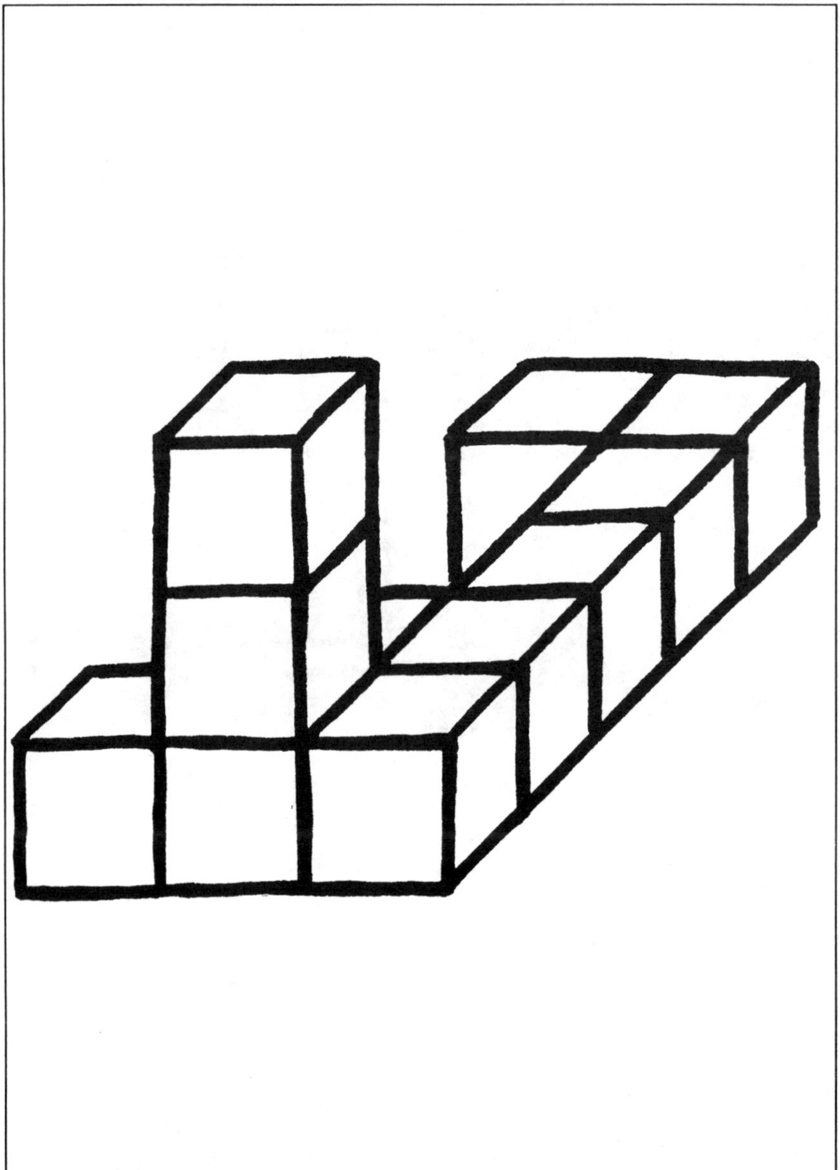

*Abb. 60*

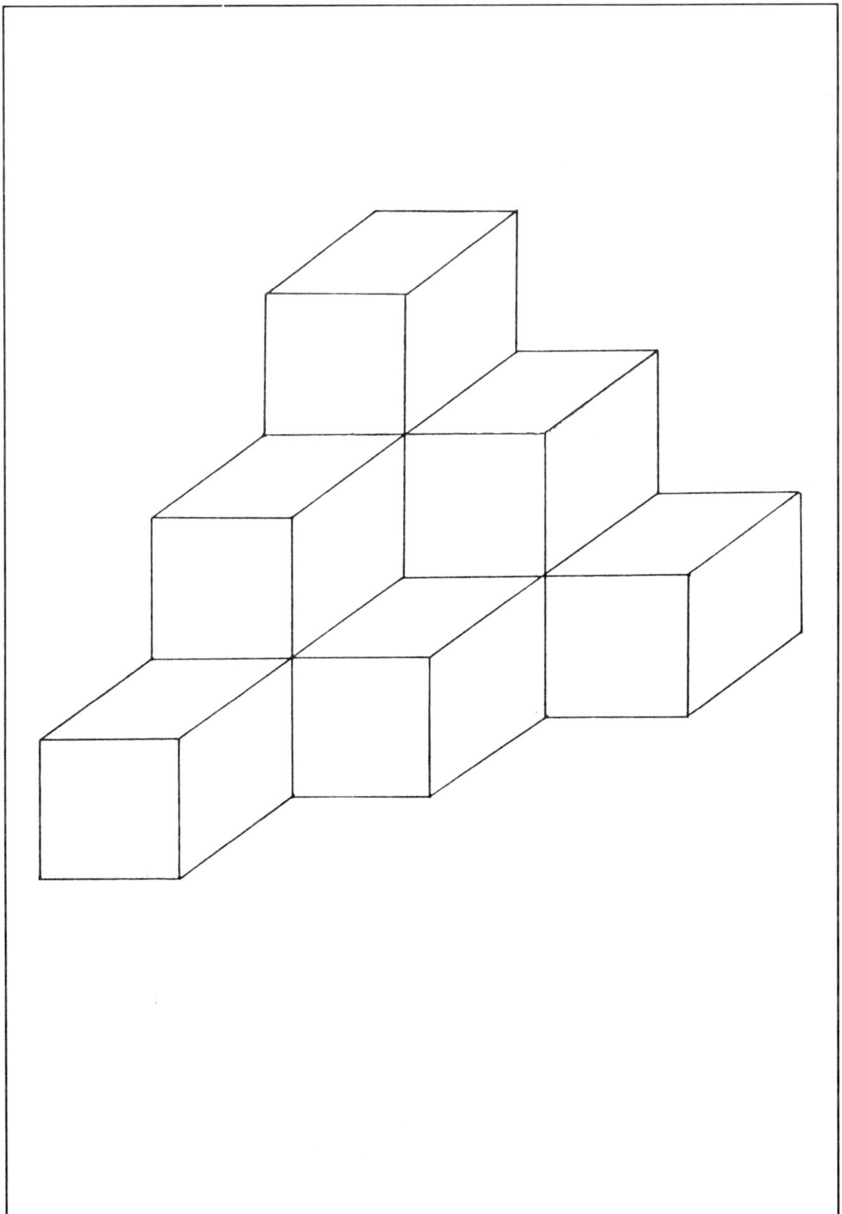

*Abb. 61*

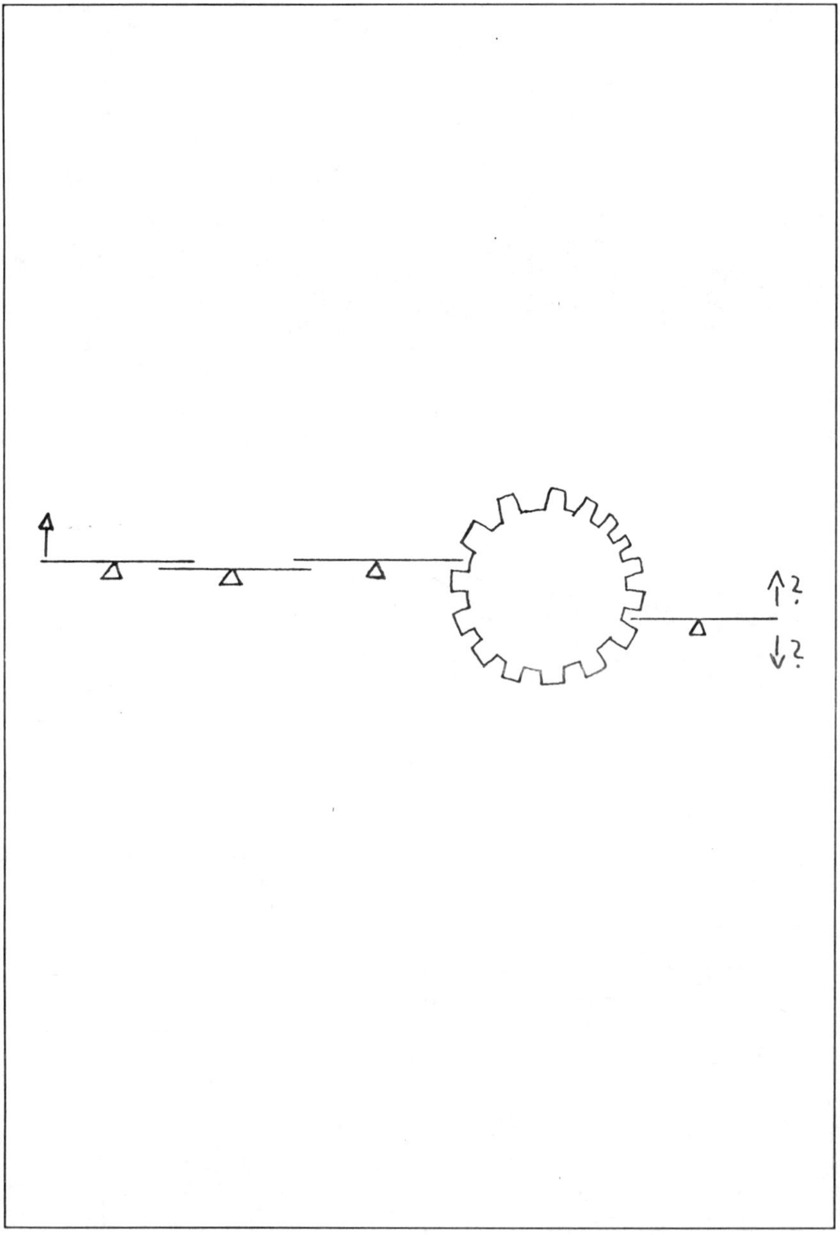


*Abb. 62*

Man kann nun hier variieren. Man kann die Gebilde auch nachbauen lassen. Wir prüfen dann aber auf konstruktive Apraxie. Im Sinne der Befunderhebung kann man das machen. Aber zur experimentierenden Diagnostik ist es nicht sinnvoll, da man eben den Anteil der Raumrekonstruktion vom Anteil, den das logische Schlußfolgern hier hat, nicht trennen kann. (Das ist übrigens bei den meisten Aufgaben zur konstruktiven Apraxie so, weshalb die Diagnose „konstruktive Apraxie“ eben keine Diagnose ist.)

Schließlich empfehlen sich hier Hebelaufgaben. Der Patient bekommt eine Zeichnung vorgelegt nach dem Muster in Abb. 62. Sie zeigt eine Anordnung von ineinander greifenden Hebeln und Zahnrädern. Die Anordnung ist so gewählt, daß sich eine Bewegung, die man am einen Ende auslöst, sich auf das ganze Gebilde überträgt, so daß man die Bewegungsrichtung jedes beweglichen Teils vorhersagen kann. Die Frage an den Patienten lautet z. B.: In welche Richtung – nach oben oder nach unten – bewegt sich der Punkt B, wenn ich am Punkt A den Hebel nach unten drücke?

Man kann hierzu Aufgaben unterschiedlicher Schwierigkeit und Komplexität konstruieren. Auch hier empfiehlt es sich, bei der abstrakten Aufgabenstellung zu bleiben, da die konkrete Vorführung eines solchen Gestänges für den Patienten verwirrend ist.

## 8. Diagnostik des daily life management

Wir prüfen hier einen Informationsverarbeitungsprozeß, der vor allem nach frontalen Hirnschädigungen beeinträchtigt ist: Planung und Organisation komplexer Alltagshandlungen. Der methodischen Forderung, der in Rede stehende kognitive Prozeß müsse möglichst „rein" erfaßt werden, ist hier kaum nachzukommen, denn andere kognitive Prozesse sind hier automatisch mit aufgerufen. Bei der Planung z. B. einer Abendeinladung sind Sequenzierungsprozesse, Gedächtnisprozesse, raumanalytische Prozesse etc. natürlich mit angesprochen. Die Diagnostik des daily life mangement setzt deshalb voraus, daß die grundlegenden Prozesse bereits geprüft worden sind.

Außer mit einzelnen Planungs- und Organisationsaufgaben kann man den Prozeß des daily life management zunächst einmal durch gezielte Beobachtung des Patienten auf Station kennenlernen: Patienten mit Störungen in diesem Prozeß zeigen im Alltag (ebenso wie bei strukturierten diagnostischen Aufgaben) ein typisches **unorganisiertes Handeln.** Der Patient drängt zum Tun, fängt irgendetwas an ohne einen Überblick zu haben über die anstehende Handlung; er verliert sich schnell in Sackgassen, gibt sich mit unerheblichen Details ab; er bereitet sich nicht vor, bezieht Hilfsmittel nicht ein. – Dabei begleitet er sein Tun mit umständlichen und weitschweifigen Reden. Jeder Nebenumstand muß zur Sprache kommen, alles muß erläutert und erklärt werden. – Im Vollzug einer Handlung fällt auf, daß dem Patienten eine Rückkoppelung zwischen Planung und Handlung offensichtlich nicht gelingt: Er kann die einzelnen Ausführungsschritte nicht überprüfen am Handlungsentwurf. Das kann in der Praxis dazu führen, daß sich ein ganz anderer Handlungsstrang entfaltet als geplant war. Der Patient will vielleicht ein Bild in seinem Zimmer aufhängen. Dazu müßte er einen Nagel in die Wand schlagen. Da er keinen zur Hand hat, stellt er das Bild auf den Boden. Dabei stört ihn ein Schränkchen. Er rückt es beiseite. Ein paar Bücher in dem Schränkchen kippen um. Der Patient öffnet das Schränkchen, stößt auf ein altes Kochbuch und erzählt nun ausführlich, wie er einmal seine ganze Familie bekocht hat.

Die Handlungen dieser Patienten machen keinen zielgerichteten Eindruck und man empfindet, daß sie aus Irrtümern nicht lernen – eben weil Handlungsplan und Handlungsausführung nicht miteinander in Verbindung gebracht werden.

Neben dieser impulsiv-chaotischen Variante der daily-life-management-Störung gibt es noch eine „abulische": Hier handelt es sich um Patienten, ebenfalls meist Frontalhirngeschädigte, die nichts mehr wollen, nicht mehr spontan handeln und an nichts mehr Interesse zeigen. Sie stellen keine Fragen, stehen oder sitzen einfach da. Will man sie ermuntern zu etwas, indem man ihnen Wahlmöglichkeiten aufzeigt – „Welchen Pullover wollen Sie lieber anziehen, den roten oder den gelben?" sind sie endgültig blockiert.

Ein etwas geringerer Störungsgrad liegt vor, wenn einzelne Handlungen perseveriert werden: Der Patient kann sich zwar noch selbst versorgen, zieht aber jeden Tag das gleiche an, stellt sich dann an genau das gleiche Fenster, um stundenlang hinauszusehen, usw.

Die reine Verhaltensbeobachtung auf Station reicht allerdings nicht aus, da z. B. depressive Patienten oder auch schwer geschädigte Rechtshirnverletzte oder alte Menschen mit Hirnschädigungen ähnliche Verhaltensweisen zeigen.

Für eine gezielte experimentierende Diagnostik in diesem Bereich haben sich folgende Aufgaben bewährt:

**Labyrinth-Aufgaben:** Der Patient bekommt Labyrinthe unterschiedlicher Schwierigkeit vorgelegt, er soll den Weg mit dem Bleistift fahren in einem Zug, ohne abzusetzen. Die Aufgabe verlangt also eine Vorausplanung. Patienten des hierbesprochenen Typs fahren häufig in Sackgassen, gehen ganz regellos vor, überfahren auch die Grenzen und kommen oft aber trotzdem nicht im Ziel an, weil sie es gar nicht „im Auge" haben.

**Besorgungsvormittag:** Der Patient erhält einen einfachen fiktiven Stadtplan. Sein Wohnort ist markiert sowie die Post, der Friseur, der Supermarkt etc. Die Aufgabe lautet: „Sie haben folgende Erledigungen an einem Vormittag vorzunehmen: zum Friseur gehen, zur Post, zur Bank, zwei Mäntel zur Reinigung bringen, Lebensmitteleinkauf fürs Wochenende, Theaterkarten besorgen. In welcher Reihenfolge erledigen Sie das am günstigsten?" – Hier ist also Überblick gefragt. Denn dann muß man alles planen, so daß man die schwere Einkaufstüte nicht zu allen anderen Besorgungen mitschleppen muß, oder man wird vor dem Einkauf die Mäntel wegbringen, da sie ja auch schwer sind, usw. – Bei diesen wie bei nahezu allen Aufgaben, die im Rahmen der experimentierenden Diagnostik gestellt werden, ist weniger das Ergebnis interessant, sondern die Art, wie der Patient an die Aufgabe herangeht. Entsprechende Beobachtungskriterien entnehme man obiger Schilderung der hier in Rede stehenden Störung.

Besonders eigenet sich der **Turm von Hanoi** zur Prozeßbeobachtung: Auf einem Brett befinden sich in einer Reihe 3 Holzstäbe A, B und C. Auf A sind übereinander 3 verschieden große Holzringe gestülpt (in einer schwierigeren Version nimmt man 4 Ringe). Zuunterst liegt der Ring mit dem größten Durchmesser, zuoberst derjenige mit dem kleinsten Durchmesser. Die Aufgabe besteht darin, den Turm aus 3 Holzringen mit möglichst wenig Zügen von A nach C zu bringen. Dabei darf jeweils nur 1 Ring bewegt werden und ein größerer darf nie auf einem kleineren liegen. Die Aufgabe erfordert Vorausplanung. Sie kann mit 7 Schritten gelöst werden (bei der Version mit 4 Ringen in 15 Schritten), aber auch mit mehr.

Frontalhirngeschädigte gehen hier ganz impulsiv heran, machen schon gar nicht den Versuch der Vorausplanung, nehmen auch 2 Ringe zugleich in die Hand, setzen größere auf kleinere Ringe. Dies obwohl man vorher die Regel genau mit ihnen besprochen hat und sie diese hat wiederholen lassen.

**Reisevorbereitung:** Der Patient möge sich vorstellen, daß er in Kürze überraschend ins Ausland zu reisen hat. Welche Vorbereitungen sind zu treffen? – Hier geht es weniger um die Ablaufplanung als um die zusammenfassende Übersicht und Vorausschau.

Ebenso sollen **explorative Handlungen** untersucht werden: So soll der Patient sich z. B. vorstellen, einen Schlüsselbund verlegt zu haben. Wie würde er suchen? (Man kann das auch real durchführen.) Hier ist zu beobachten, ob der Patient systematisch sucht (eine Schublade nach der anderen), ob er rekonstruiert, wo er sich zuletzt aufgehalten hat, ob er chaotisch sucht. Die chaotische Suche kann soweit gehen, daß der Patient überhaupt davon abkommt und z. B. auf einmal Urlaubsbilder zeigt und vom Urlaub erzählt, weil ihm bei der Schlüsselsuche das Fotoalbum in die Hände gefallen ist.

Als weitere explorative Handlung kann man den Autokauf nehmen: Ich möchte ein Auto kaufen, wie gehe ich vor? – Hier kommt es auf Preisvergleich an, an Probefahrten zu denken, Verbrauch zu erfragen, Geschmacksfragen erwägen hinsichtlich Form, Farbe und Ausstattung, Nützlichkeitserwägungen, etc.

## 9. Zur Diagnostik des Situationsverständnisses

Auch hier ist es wichtig, zwischen Befunderhebung und experimentierender Diagnostik zu unterscheiden. Störungen im Situationsverständnis werden sich in Auffälligkeiten im sozialen Alltag auf Station niederschlagen. Das kann man zunächst einmal durch Beobachtung feststellen. Man wird das Stationspersonal befragen, ob der Patient sich angemessen verhält auf Station, oder ob es zu häufigen Mißverständnissen kommt, ob ein Fremdheitsgefühl gegenüber dem Patienten da ist, ob er in irgendeiner Weise Außenseiter ist. Eine hier interessierende Auffälligkeit kann auch darin bestehen, daß der Patient eine auffallend gute, fast unheimlich wirkende Beobachtungsfähigkeit hat für soziale Abläufe. Dies wäre dann Anlaß, nach weiteren Anzeichen einer frontalen Hirnschädigung zu suchen.

Dies alles wäre zunächst ein Befund. Eine andere Frage ist es aber, **weshalb** das Situationsverständnis gestört ist. Hier ist mit den Mitteln der experimentierenden Diagnostik 4 Möglichkeiten nachzugehen:

1. Das Situationsverständnis kann gestört sein, wenn der Patient erhebliche aphasische Sprachverständnisschwierigkeiten aufweist. Also der verbale Anteil einer Interaktion wird hier nicht ausreichend verstanden. Soche Patienten verstehen aber z. B. wortlose Witzzeichnungen. Es wird ihnen deshalb ein Foto oder eine Zeichnung einer sozialen Situation vorgelegt, die eine Pointe enthält. Man wird den Patienten dann genauestens beobachten, ob er auf die Pointe irgendwie reagiert.

2. Das Situationsverständnis kann gestört sein bei Patienten im Durchgangssyndrom, weil ihre Aufmerksamkeit nicht ausreicht, die ganze Dauer der Interaktion zu überblicken. Sie bringen dann z. B. das, was am Ende der Interaktion geschieht, nicht in Verbindung mit dem, was am Anfang geschah, und können deshalb natürlich auch nicht zu einem Verständnis kommen.

In diesem Fall wird man prüfen, ob das Verständnis besser ist bei Situations**bildern,** bei denen also die soziale Interaktion in **einem,** gleichzeitig zu überschauenden Bild zusammengefaßt ist. Ferner wird man nach weiteren Anzeichen des Durchgangssyndroms suchen (Desorientierung hinsichtlich persönlicher, räumlicher und zeitlicher Situation, massive Gedächtnisstörungen, soziale Inaktivität).

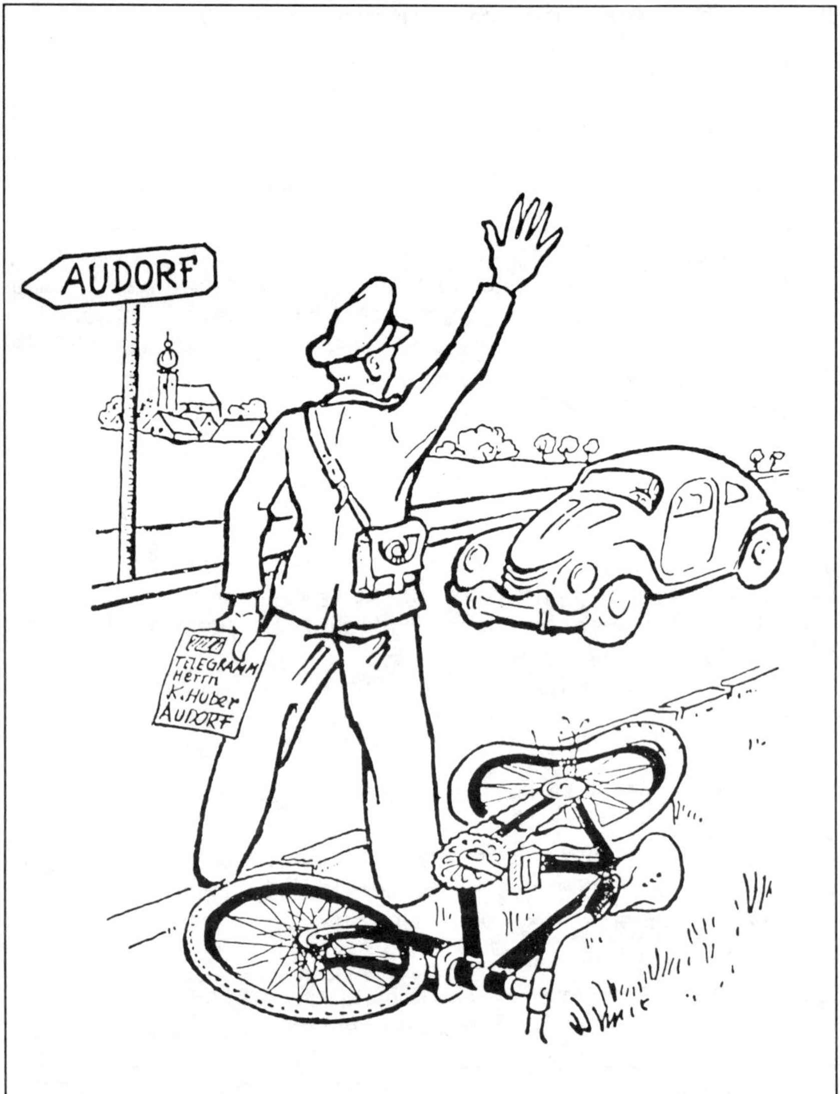


*Abb. 63*

3. Das Situationsverständnis kann gestört sein bei Rechtshirngeschädigten im Rahmen einer Raumrekonstruktionsstörung. Die kognitive Analyse einer sozialen Interaktion enthält einen raumanalytischen Aspekt (vgl. WAIS, 1988). Legt man solchen Patienten Zeichnungen sozialer Situationen vor, so stellen sie ganz abenteuerliche Beziehungen zwischen den abgebildeten Personen her. Oder sie zählen einfach nur auf, was alles abgebildet ist, also es wird dann gar keine Beziehung hergestellt. Der Patient wird gefragt, was sich auf so einem Bild wie in Abb. 62 abspiele. Es kommt darauf an, daß er den Kern des Geschehens erfaßt. Es kommt nicht auf eine sprachlich ausgefeilte Darstellung an. Auch ist es für diesen Zusammenhang unwesentlich, ob er evtl. eine Einzelheit übersieht, sofern er den Sinn der dargestellten Situation erfaßt. – Gut geeignet sind hier auch die Bildergeschichten „Vater und Sohn“ von E. O. PLAUEN.

Zu berücksichtigen bei der Beurteilung ist auch, ob die in der Darstellung angesprochenen Emotionen richtig erkannt werden, bzw. ob sie richtig erschlossen werden. – Gesprächsweise versucht man auch herauszufinden, ob der Patient die Motive der einzelnen dargestellten Handlungen versteht; und schließlich ist zu fragen, ob er die Interaktions**richtungen** erfaßt (Wer wendet sich an wen?) und ob er Gesten richtig interpretiert.

4. Auch nicht-aphasische Linkshirngeschädigte können Schwierigkeiten im Erfassen sozialer Interaktionen haben, wenn sie z. B. pantomimische Gesten in ihrem Bedeutungsgehalt nicht verstehen. Diese Patienten können aber Gesten als Bewegungen richtig nachmachen. Indem man das verlangt, schließt man aus, daß die Gesten deshalb nicht verstanden werden, weil sie in räumlicher Hinsicht nicht richtig analysiert werden.

Ferner kann bei Linkshirngeschädigten das Problem auftreten, daß sie eine vorgelegte Bildserie als **Serie** nicht verstehen. Sie können dann der spezifischen Reihenfolge der Bilder keine Information entnehmen.

Es hat keinen Sinn, **nur** das Situationsverständnis zu prüfen. Man wird immer auch die vermutlichen anderen gestörten Bereiche aufsuchen. Erst dann kann man sagen: „Der Patient versteht die Situation nicht, weil . . .“.

## 10. Zur Diagnostik der Allgemeinen Hirnleistungsschwäche

Für den Bereich der allgemeinen Hirnleistungsschwäche sind, was den ergotherapeutischen Bereich betrifft, keine speziellen diagnostischen Verfahren vorzuschlagen. Die allgemeine Hirnleistungsschwäche bricht ja aus unmittelbar mit Aufwachen aus der Bewußtlosigkeit und stellt sich dann zunächst dar als Durchgangssyndrom: Desorientierung, extreme Merk- und Konzentrationsschwäche, Antriebsschwäche oder Übererregung, hochgradige Ablenkbarkeit, fehlende Affektkontrolle, starke Verlangsamung.

Nach Abklingen des Durchgangssyndroms kristallisieren sich einzelne kognitive Symptome heraus wie z. B. die Apraxien und Aphasien. Sie stellen sich dar als umschriebene Symptome auf dem Hintergrund der durch alle kognitiven Bereiche gehenden allgemeinen Funktionsbeeinträchtigung. Diagnostisch kann man diese allgemeine Funktionsbeeinträchtigung nur beobachten. Für die Hand des Psychologen gibt es für diesen Bereich einige psychometrische, quantifizierende Tests, die in Ergänzung zu den hier zu besprechenden Beobachtungskriterien angewendet werden können. Diese psychologischen Tests wie Wiener Determinationsgerät, $d_2$, Gedächtnistests etc. ersetzen aber nicht die sorgfältige Beobachtung des Patienten auf Station, in der Therapie und während der Untersuchung hinsichtlich folgender Kriterien:

— Ist der Patient in normaler Weise belastbar? – Im Rahmen der allgemeinen Hirnleistungsschwäche kommt es fast immer zu Beeinträchtigungen der Belastbarkeit. Die Belastbarkeit ist dabei einmal zeitlich eingeschränkt – es kann z. B. sein, daß der Patient schon nach 10 Minuten Therapie Kopfschmerzen bekommt oder einfach in der Leistung und evtl. Stimmung rapide nachläßt. Die Belastbarkeit kann aber auch durch Streß, durch Zeitdruck oder emotionale Anspannung, reduziert sein. – Wird der Patient über seine persönlichen Grenzen hinaus belastet, kommt es immer zur Dekompensation: Bereits wieder aufgebaute kognitive Leistungen zerfallen vorübergehend wieder. Der Patient, der bereits Handlungsabläufe wieder verstehen und organisieren konnte, zeigt unter Belastung wieder Anzeichen der ideatorischen Apraxie.

— Die Ablenkbarkeit ist mehr oder weniger groß. Beobachtet man den Patienten bei der Arbeit oder auch im freien Gespräch, so kann man das Bild haben, daß er gar keinen Filter besitzt, mit dem er Wesentliches, zur Sache Gehörendes, trennen könnte von Unwesentlichem.

Jedem zufällig und beliebig auftauchenden Gegenstand folgt er aufmerksamkeitsmäßig nach und kommt deshalb nie mit einer Sache zuende.

— Hierher gehören auch Aufmerksamkeits- und überhaupt **Leistungsschwankungen.** Es ist ein ganz typisches Allgemeinsymptom nach Hirnschädigung, daß die verschiedenen neuropsychologischen Funktionen zu unterschiedlichen Zeiten oder in unterschiedlichen Situationen verschieden gut ablaufen. Vor allem sind Hirngeschädigte bei Ermüdung sehr beeinträchtigt in ihrem Leistungsvermögen, ebenso aber auch durch unklare oder neue Situationen, durch emotionalen Streß. Ein- und dieselbe Aufgabe kann dann unter guten Bedingungen (klar strukturierte Situation, emotionale Ausgeglichenheit) gut erledigt und unter schlechten Bedingungen (unstrukturierte Situation, etc.) schlecht oder gar nicht erledigt werden.

— Dies führt zu der typischerweise stark ausgeprägten Fremdbestimmtheit bei Hirnverletzten, die eben auch ein Aspekt der allgemeinen Hirnleistungsschwäche ist. Nahezu alle Hirnverletzten, besonders in den ersten Monaten nach dem Ereignis, sind hinsichtlich ihres neuropsychologischen Funktionsniveaus stark umgebungsabhängig. Sie übernehmen Stimmungen, sind leicht zu überreden, können in einem Augenblick zutiefst erschüttert sein, im nächsten Moment aber wieder herzlich lachen, weil ihnen etwas Lustiges eingefallen ist. Sie haben dadurch zu wenig Abstand zu dem, was um sie herum vorgeht. Sie brauchen oft Anregungen von außen, um irgendetwas anzufangen, greifen aber auch gerne Anregungen auf.

— Die affektive Kontrolle ist oft nicht auf dem Niveau, das man von einem Erwachsenen verlangen kann. Das ist wieder nur ein anderer Aspekt der Außengeleitetheit bzw. der hochgradigen Ablenkbarkeit. Jede Gefühlsregung kommt sehr extrem, kann in ihrem Ausdruck gar nicht zurückgehalten werden und wird subjektiv als vollständig überwältigend erlebt.

— Ein weiteres Symptom im Rahmen der allgemeinen Hirnleistungsschwäche ist als eine Art Selbsthilfe zu verstehen: die starke Perseverationsneigung. Aus dem Bedürfnis heraus, die eigene Hilflosigkeit zu unterbrechen, und trotz Orientierungsverlust und fehlendem Verständnis doch zu Handlungen zu kommen, greift der Patient immer wieder zum gleichen Verhalten, zum gleichen Denkmuster. Oft hat er einmal mit einer bestimmten Handlungsweise Erfolg gehabt, oder mit einem Denkansatz, und dies wird nun immer wieder angewendet, auch da, wo es gar nicht hinpaßt. Das kann im Rahmen des Durchgangssyndroms durchaus zu Mißhelligkeiten führen: Der Patient fragt z. B. seinen Zimmerkollegen, warum er im Bett liegt (eine Frage, die im Rahmen der situativen Desorientierung durchaus sinnvoll ist). Es entsteht dadurch, nehmen wir an, durchaus eine orientierende Hilfe für den Patienten. Auf dem Flur nun wird aber jeder, der auftaucht, Pfleger, Patient, Arzt, Therapeutin, Besucher, genau das gleiche gefragt. Dies aus dem Bedürfnis heraus, wieder das gleiche erleichternde orientierende Erlebnis zu haben wie bei der erstmaligen Fragestellung. Die Angesprochenen fühlen sich aber provoziert und reagieren ärgerlich, oder sie lachen den Patienten aus, wenden sich ab oder reagieren mit langatmigen Erklärungen (Personal!). Alle diese Reaktionen führen zum Gegenteil dessen, was der Patient gesucht hat. Sie verwirren ihn. – Die Folge wird sein, daß sein Bedürfnis nach Orientierung nur noch größer wird und er nur noch häufiger zu solchen Perseverationen greift.

— Hierher gehört auch die verminderte Umstellungsfähigkeit der Hirnverletzten. Hirnverletzte können sehr unflexibel sein. Rascher Wechsel z. B. in der Therapie von einer Aufgabe zu einer anderen kann ihnen sehr unangenehm sein. Auch können sie oft die Beschäftigung mit einem Thema nicht abschließen. Das ist im freien Gespräch gut zu beobachten. Das Gespräch geht ja oft gleitend von einem Thema zu einem anderen über. Viele Hirnverletzte sprechen dann noch zum 1. Thema des Gesprächs, wenn die anderen schon bei Thema 3 sind. – Man kann in diesem Zusammenhang oft auch den Eindruck einer „Sturheit“ haben. In Wirklichkeit ist es aber so, daß Hirnverletzte am einmal Gefundenen gerne festhalten, eben weil das Sicherheit vermittelt.

  In der geschilderten Gesprächssituation kann oft dadurch geholfen werden, daß man ein Thema **ausdrücklich** abschließt, bevor man zum nächsten weitergeht.

— Zur allgemeinen Hirnleistungsschwäche gehört auch die „Verlangsamung“. Es ist in der wissenschaftlichen neuropsychologischen Forschung noch nicht endgültig abgeklärt, welche Hirngeschädigte in welchen kognitiven oder psychomotorischen Funktionen unter welchen Bedingungen „verlangsamt“ reagieren. Man unterscheidet eine Verlangsamung der Denkabläufe von einer psychomotorischen Verlangsamung, d. h. von einer Beeinträchtigung der Reaktionsgeschwindigkeit. – Bei der Beurteilung dieses Bereiches geht es um rein quantitative Fragen. Deshalb ist **in diesem Bereich** die apparative psychometrische Diagnostik unumgänglich.

— Die Diagnostik der Gedächtnisstörungen, die auch zur allgemeinen Hirnleistungsschwäche gehören, wird im nächsten Kapitel behandelt.

Um die Beobachtungskriterien für diesen Bereich der allgemeinen Hirnleistungsschwäche weiter zu verfeinern und zu entwickeln, ist besonders in diesem Zusammenhang der von v. Cramon und Zihl herausgegebene Reader „Neuropsychologische Rehabilitation" zu empfehlen.

# 11. Diagnostik der Gedächtnisstörungen

Der genauen Untersuchung der Gedächtnisleistungen geht eine detaillierte Befragung der Angehörigen voraus. Dabei wird man sich zunächst ein Bild verschaffen von den Gedächtnisleistungen des Patienten vor der Hirnschädigung, sodann von dem entsprechenden Störungsbild unmittelbar nach dem Schädigungsereignis – Wann konnte der Patient z. B. Angehörige wieder erkennen? –, schließlich von der Gedächtnissituation zum jetzigen Zeitpunkt.

Es empfiehlt sich sodann, ein Funktionsmodell des normalen Gedächtnisablaufes wieder in Erinnerung zu bringen, wie es z. B. im Buch des Autors „Neuropsychologie für Ergotherapeuten“ dargelegt ist.

Als erstes wird man prüfen, inwiefern kognitive Verarbeitungsstörungen vorhanden sind, die natürlich schon die Aufnahme der Information in den Gedächtnisvorgang beeinträchtigen müßten.

Sodann wird man unterscheiden zwischen kurzfristigem Behalten („Kurzzeitgedächtnis“) und längerfristigem Behalten („Langzeitgedächtnis“).

Was das Kurzzeitgedächtnis betrifft, so ist normalerweise zu erwarten, daß 7 ($\pm$2) unzusammenhängende Einzelheiten für einige Sekunden gespeichert werden können. Wenn die Einzelheiten in einem Zusammenhang gebracht werden können – z. B. weil sie unter einige Oberbegriffe zusammengefaßt werden können –, wird man entsprechend mehr erwarten.

Zur Prüfung des Kurzzeitgedächtnisses empfiehlt sich, eine Zeitungsnotiz vorzulesen (wenn keine Aphasie vorliegt) und ihren Inhalt unmittelbar darauf wiedererzählen zu lassen. Im gesunden Fall können eben ca. 7 Einzelinformationen erinnert werden.

Bei Aphasikern wird man statt einer Zeitungsmeldung eine Anordnung von ca. 15 kleinen Alltagsgegenständen (Radiergummi, Löffel, Knopf, Pinnadel, etc.) auf einem Tisch ausbreiten. Die Therapeutin zeigt kurz auf jeden Gegenstand, und der Patient kann auch auf die Anordnung als Ganzes überschauend ansehen. Dann wird ein Tuch darüber gelegt und der Patient soll nun aus einer großen Kiste von ca. 100 kleinen Alltagsgegenständen diejenigen heraussuchen, die er zuvor auf dem Tisch gesehen hat. – Man kann auch eine Mappe anfertigen mit Fotos von Alltagsgegenständen, wie man sie in Versandhauskatalogen findet.

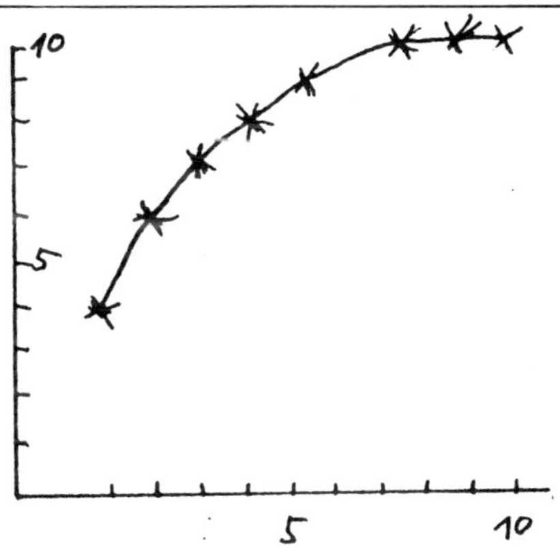


Abb. 64

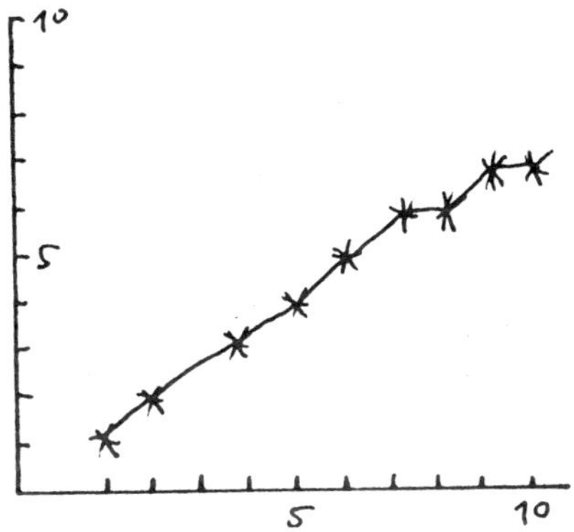


Abb. 65

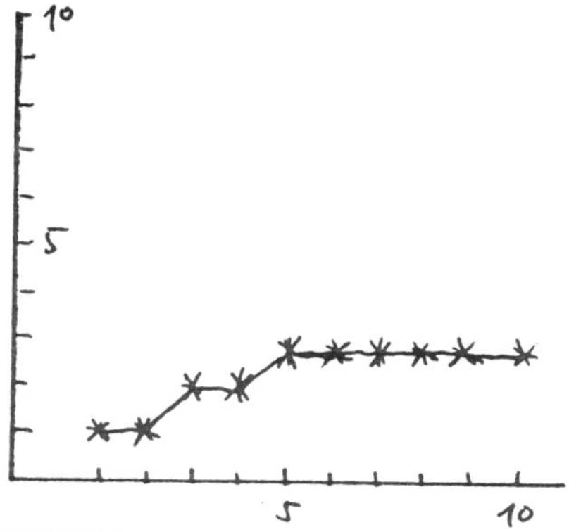


Abb. 66

Zur Prüfung der Intaktheit des Langzeitgedächtnisses eignet sich der „famous faces test“ (eine nähere Darstellung, auch anderer Versionen entnehme man dem Buch „Neuropsychologische Rehabilitation“, Hrsg. v. CRAMON/ZIHL): Man lege sich eine Mappe an mit ca. 100 Gesichtern von Personen, die in den letzten 20 Jahren prominent geworden sind. Aus allen öffentlichen Bereichen sollen Vertreter genommen werden – Sport, Politik, Kirche, Film und Fernsehen, Musikleben, Gewerkschaft. – Die Mappe wird dem Patienten vorgelegt und er soll versuchen, sich an Namen, Beruf und spezifische Bedeutung des Betreffenden Prominenten zu erinnern. Der Test eignet sich auch gut als Aufhänger für Gespräche mit dem Patienten über zurückliegende Zeiten, so daß man anhand dieser Version des famous faces test sich ein gutes Bild machen kann vom Langzeitgedächtnis des Patienten.

Eine Anwendung des Kurzzeitgedächtnisses ist die Lernfähigkeit. In Anlehnung an LURIA verschaffen wir uns hier ein Bild durch folgendes Vorgehen: Dem Patienten wird eine Liste von 10 unzusammenhängenden Hauptwörtern langsam vorgelesen. Er wird dann dahingehend beruhigt, daß von ihm nicht erwartet wird, daß er sich sofort alle 10 Wörter merken kann.

Er sagt nun die Wörter her, die er sich eben merken konnte. Ihre Anzahl wird ihm rückgemeldet. Dann wird dieselbe Liste wieder vorgelesen. Er sagt wieder, was er sich davon merken konnte, etc. Das Ganze wird 9 Mal wiederholt. Es ergibt sich damit eine Lernkurve.

Auch Gesunde brauchen einige Durchläufe, bis sie alle Wörter auswendig können, so daß sich im Normalfall eine Lernkurve wie in Abb. 64 ergibt.

Bei Störungen der Lernfähigkeit liegt nicht nur das Kurvenniveau niedriger (was auch vorkommt – siehe Abb. 65), sondern die Kurve hat auch einen „Knick“ /Abb. 66). D. h. die Lernkurve steigt an – meist flacher als bei Hirngesunden – bis etwa zur Hälfte der Wörter, danach bringen weitere Lesungen keinen Lernzuwachs mehr.

In Zusammenhang mit dem Langzeitgedächtnis interessiert uns auch noch, wie weit die Erinnerung an das Schädigungsereignis heranreicht. Eine Hirnschädigung, vor allem eine traumatische, führt fast immer zu einer retrograden Amnesie, das ist eben das Phänomen, daß die dem Ereignis unmittelbar voraugehenden Erlebnisse aus dem Gedächtnis gelöscht sind. Sie kommen auch nur zu einem kleinen Teil wieder, und zwar je näher sie am Schädigungsereignis liegen, umso schlechter.

Deshalb wissen auch die wenigsten Hirntraumatiker, wie es zu ihrem Unfall gekommen ist. Bei schweren Hirnschädigungen kann die retrograde Amnesie sehr weit, u. U. Monate, zurückgehen. Bei einer Bewußtlosigkeit von wenigen Tagen ist aber eine wesentlich geringere Erstreckung der retrograden Amnesie zu erwarten.

Schließlich versuchen wir noch, uns ein Bild zu verschaffen von den Abrufleistungen. Im gesunden Fall kann man das Meiste erinnern, d. h. hier abrufen aus dem Gedächtnisspeicher, ohne fremde Hilfe. Dieses selbstgesteuerte Abrufen ist aber das, was bei Hirnverletzten fast immer und sehr langanhaltend gestört ist. Seltener, aber dafür umso therapiebedürftiger, sind Abrufstörungen trotz Hilfe.

Wir prüfen diesen Bereich, indem wir eine kleine Bildergeschichte mit kurzem Text herstellen. Diese wird dem Patientenvorgelegt, dabei wird der Text gesprochen. Nach ca. 5 Minuten soll der Patient die Bildergeschichte nacherzählen. Das wird ihm normalerweise nicht so gut gelingen.

Nun legt man 2 oder 3 der Bilder vor und schaut, ob er mit dieser Hilfe die Geschichte besser erinnert (das ist meist der Fall). Geht das nicht, legt man die ganze Bildergeschichte vor, und läßt sich jetzt die ganze Geschichte (inklusive gehörtem Text) erzählen.

Geht auch das nicht, gibt man einen Lückentext dazu. Das ist der gleiche Text, den man zuvor gelesen hatte. Er wird jetzt schriftlich vorgegeben, wobei aber einzelne Schlüsselwörter ausgelassen sind. Der Patient sollte sie mit diesen massiven Hilfen erinnern können.

Man kann auch das noch vereinfachen, indem man die ausgelassenen Schlüsselwörter im multiple-choice-Verfahren vorgibt. Der Patient braucht sie dann nur wiederzuerkennen.

Eine quantitative Gedächtnisdiagnostik wird auch von Psychologen durchgeführt, deren Ergebnisse man ergänzend heranziehen kann.

## LITERATURVERZEICHNIS:


von CRAMON, D.; ZIHL, J. (Hrsg.): Neuropsychologische Rehabilitation. Springer Verlag, Berlin – Heidelberg, 1988.

GLONING, K.: Die cerebral bedingten Störungen des räumlichen Sehens und des Raumerlebens. Maudrich, Wien, 1965.

HAMSTER, W.; LANGNER, W.; MAYER, K.: TÜLUC – Tübinger Luria-Christensen Neuropsychologische Untersuchungsreihe.

LURIA, A. R.: Die höheren corticalen Funktionen des Menschen und ihre Störungen bei örtlichen Hirnschädigungen. VEB Deutscher Verlag der Wissenschaften, Berlin, 1970.

WAIS, M.: Neuropsychologie der rechten Hemisphäre. Haag + Herchen Verlag, Frankfurt, 1982.

WAIS, M.: Neuropsychologie für Ergotherapeuten – Grundlagen und Behandlung. verlag modernes lernen, Dortmund, $1988^2$.

WAIS, M.; KÖSTER-WAIS, H.: Zur Therapie der Raumanalysestörung bei rechtshemisphärich Hirngeschädigten. verlag modernes lernen, Dortmund 1986.